Dr Jimmy Mohamed

AVEC LA COMPLICITÉ DE VIRGINIE PLANTARD ET BARBARA SILVERA-SONIGO

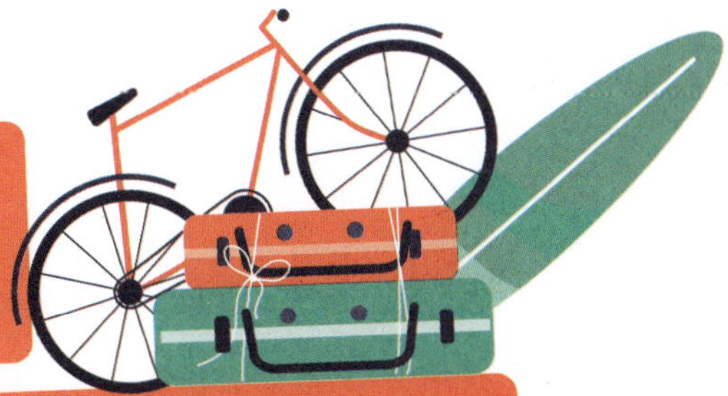

Un été en bonne santé

Mon cahier de vacances pour toute la famille

Flammarion

Direction éditoriale : Guillaume Robert
Direction artistique : Audrey Sednaoui et Julie Simoens
Relectures : Augustin Théry et Nathalie Sawmy
Fabrication : Louisa Hanifi et Julie Hautecourt

ISBN : 978-2-080-45142-2

Avant-propos

Apprendre en s'amusant, c'est l'objectif de ce cahier de vacances !

Je suis persuadé qu'on peut découvrir mille et une choses sur le corps humain de façon ludique, et ce dès le plus jeune âge. Car le comprendre, c'est prendre conscience de ses pouvoirs extraordinaires, pour rester en bonne santé le plus longtemps possible.

J'ai toujours eu cette volonté de transmission, pour que la santé soit accessible à tous. Il est bien sûr important d'apprendre les sciences fondamentales, la littérature ou les règles du français, mais connaître son corps fait aussi partie des indispensables. Ce cahier de vacances s'adresse à toute la famille : je suis certain qu'enfants et adultes y apprendront des choses ensemble ! Et comme j'adore les rébus, les charades et les quiz, j'ai tenté d'allier l'utile à l'agréable.

En attendant la rentrée, je vous souhaite de belles vacances pour vous reposer, profiter des vôtres et revenir en forme !

Jimmy Mohamed

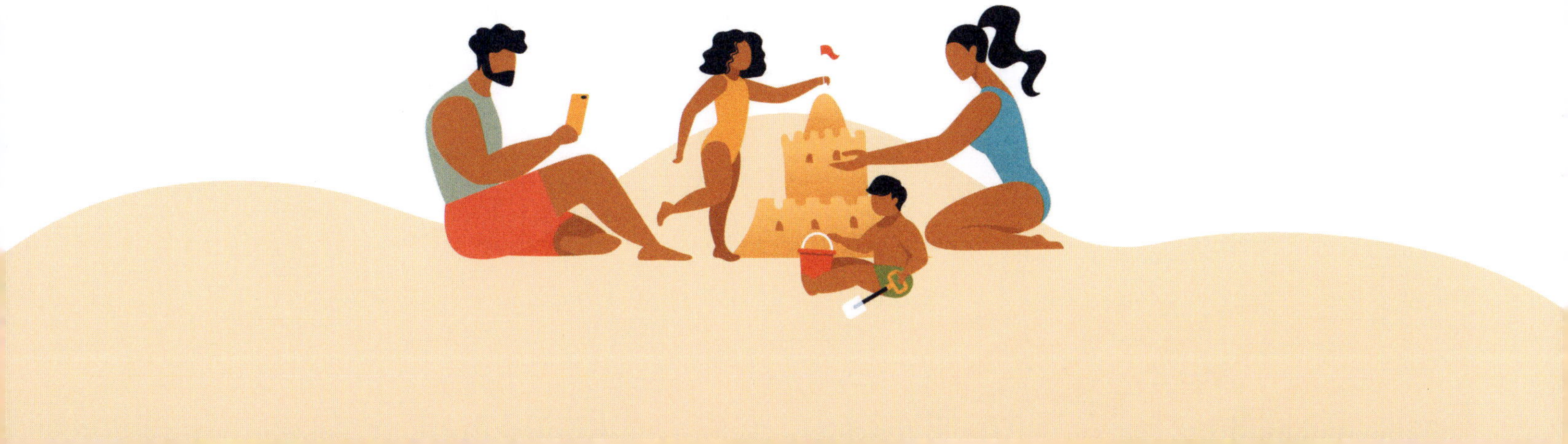

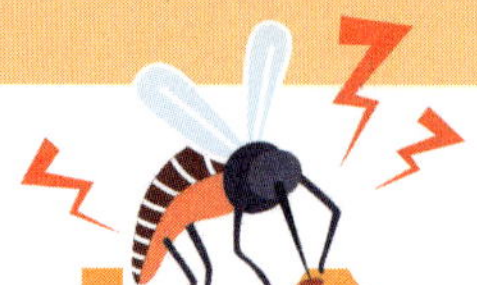

Les piqûres de l'été

L'été, saison tant attendue pour ses journées ensoleillées, ses couchers de soleil en bord de mer, ses douces soirées… Mais ça, c'était sans compter sur toutes ces piqûres désagréables qui viennent parfois saboter nos plans. Moustiques assoiffés de sang, méduses discrètes, ou encore abeilles en quête d'un entremets sucré.

Pour en savoir plus sur ces piqûres, répondez aux questions suivantes.

VRAI OU FAUX ?

Bzzzz, bzzzz… Vous aussi ? Vous l'entendez ?
Le fameux moustique qui vous réveille en pleine nuit ? Mais le connaissez-vous vraiment ? Répondez à ce vrai/faux et calculez votre nombre de points. Si vous avez plus de 5, félicitations, vous êtes un pro des moustiques.

1. **Les moustiques femelles piquent davantage que les moustiques mâles.**
   ◯ VRAI ◯ FAUX
2. **Les moustiques sont attirés par la lumière.**
   ◯ VRAI ◯ FAUX
3. **Les moustiques se repèrent grâce aux odeurs.**
   ◯ VRAI ◯ FAUX
4. **Les moustiques sont capables de nous sentir à plus de 100 mètres.**
   ◯ VRAI ◯ FAUX
5. **Les moustiques sont davantage attirés par les personnes de groupe sanguin A.**
   ◯ VRAI ◯ FAUX
6. **Le VIH peut être transmis par les moustiques.**
   ◯ VRAI ◯ FAUX
7. **Les répulsifs avec du DEET sont plus efficaces que les bougies à la citronnelle.**
   ◯ VRAI
   ◯ FAUX

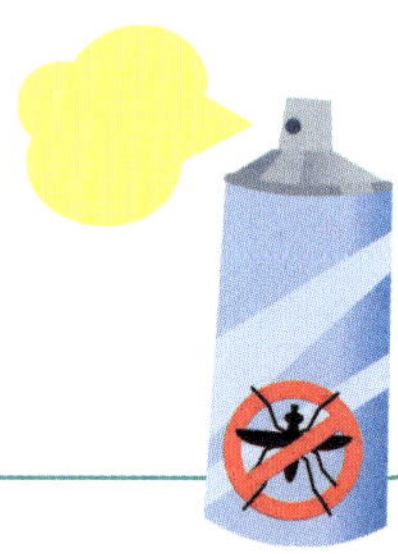

PROVERBE SECRET

Il n'y a pas que les moustiques qui nous ennuient en été. Découvrez derrière ce proverbe français, quel autre type d'insecte peut nous piquer. Pour cela, remplacez chaque lettre par celle qui se trouve juste avant dans l'alphabet (le b devient a, le c devient b…).

« MB EPVDFVS EV NJFM OF DPOTPMF

……………………………………………………………

QBT EF MB QJRVSF EF M'BCFJMMF. »

……………………………………………………………

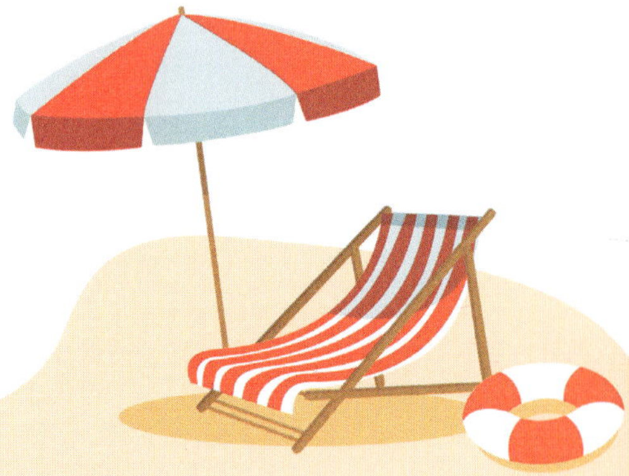

CHARADE

Saurez-vous découvrir quel type d'animal se cache derrière cette charade ?

MON PREMIER se crée en mélangeant de l'eau et du savon. Il est souvent de la partie quand on prend un bain ; on peut même s'en servir pour faire des sculptures ou pour imiter la barbe du père Noël.

MON DEUXIÈME est un mot anglais. Il désigne une boisson chaude, consommée lors du goûter en Angleterre.

MON TROISIÈME est une partie du corps qui se trouve à l'extrémité de certains animaux (comme le singe ou encore le lézard).

MON QUATRIÈME est un animal, généralement rayé orange et noir. Winnie l'Ourson est d'ailleurs très ami avec l'un d'entre eux.

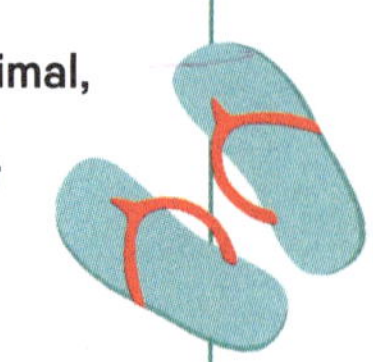

MON TOUT est un insecte reconnaissable par ses rayures noires et blanches.

……………………………………………

DEVINETTE

Quel est le nombre préféré des moustiques ?

LE SAVIEZ-VOUS ?

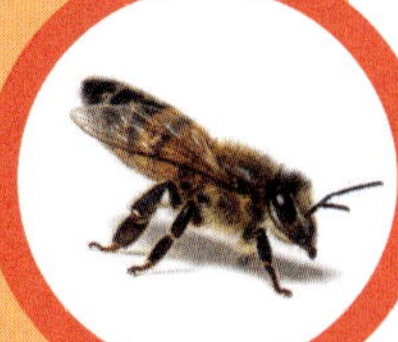

En France, 1 à 4 % de la population serait allergique aux piqûres d'abeille.

Si au moment de la piqûre vous développez des plaques sur votre peau, vous avez un œdème, des difficultés respiratoires ou des sensations de malaise, c'est que vous êtes allergique : il faut alors consulter en urgence. Et par la suite, pour limiter l'allergie, il est possible de se faire désensibiliser !

TEXTE À TROUS

De nombreuses idées reçues circulent sur comment agir après une piqûre de méduse, alors rétablissons le vrai du faux. Remplissez ce texte à trous avec les propositions suivantes, tous les mots ne seront pas utilisés, chaque mot ne peut être utilisé qu'une seule fois.

**RABOTER • EAU DE MER • NE FROTTEZ PAS • GRATTEZ • SABLE MOUILLÉ
EAU DOUCE • CARTE BLEUE • TENTACULES • ARRACHEZ • PINCE À ÉPILER • URINER
SABLE SEC • DU PARACÉTAMOL • DE LA CODÉINE • L'URINE**

Lorsqu'on se fait piquer par une méduse, il est important de réagir rapidement. Tout d'abord, rincez la zone touchée à l' ______________, mais évitez l'utilisation d' ______________, car cela peut faire exploser les ______________ de la méduse.

Surtout, ______________ la plaie pour éviter d'empirer la situation. Vous pouvez cependant déposer du ______________ sur la plaie, et ______________ avec une ______________ pour tenter d'enlever les tentacules douloureux.

Contrairement aux idées reçues, ______________ dessus n'est pas utile, au contraire, ______________ n'étant pas stérile, cela peut entraîner une surinfection.

Pour calmer la douleur, vous pouvez prendre ______________ ; attention toutefois, si au bout de quelques heures la douleur ne diminue pas, demandez conseil à votre médecin.

Connaître les **bons gestes** en vacances

Pour partir en vacances sereinement, il est essentiel de se préparer à toutes les éventualités avant le jour J. Entre gestes de premiers secours et numéros d'urgence, on recense tout ce que vous devez savoir sur cette page.

TROUSSE DE SECOURS

Quand on part en vacances, il est préférable d'amener une petite trousse de secours pour être sûr de ne manquer de rien. Bon évidemment, si vous partez en week-end dans le Sud-Ouest, vous ne prendrez pas la même chose que si vous partez trois mois à l'autre bout du monde. J'ai décidé de vous tester sur le sujet. Imaginez que vous partez pour un long voyage en Asie, que prendriez-vous avec vous ? Remplissez le tableau suivant avec les objets qui vous seront nécessaires.

PARACÉTAMOL
PANSEMENTS
PINCE À ÉPILER
ANTI-VOMITIF
SPARADRAP
SÉRUM PHYSIOLOGIQUE
SIROP POUR LA TOUX
VITAMINE C
ANTI-DIARRHÉIQUE
LOTION TONIQUE
STÉRI-STRIP
CRÈME CICATRISANTE
ANTI-RHUME
TIRE-TIQUE
IBUPROFÈNE
ANTISEPTIQUE
CRÈME SOLAIRE
ANTI-RIDES
ANTIHISTAMINIQUE
THERMOMÈTRE
POMMADE POUR LES FESSES

LES MÉDICAMENTS	LES CRÈMES	LES OBJETS DU QUOTIDIEN

PETITS CONSEILS N'oubliez pas de prendre avec vous votre **carte Vitale** (et si votre voyage se déroule en Europe, demandez la carte européenne d'assurance maladie) mais aussi vos **ordonnances en cours** si vous êtes atteint d'une pathologie chronique. Et avant le départ, n'hésitez pas à souscrire à une **assurance voyage** qui vous permettra d'être rapatrié en cas d'urgence.

GESTES DE PREMIERS SECOURS

Connaître les gestes de premiers secours peut sauver des vies. Et cela quand on est en vacances comme dans la vie de tous les jours. C'est pourquoi je vous recommande de vous former au secourisme ; cela permet de connaître les bons réflexes face à une situation délicate. Mais pour commencer, saurez-vous reconnaître le nom des gestes ci-dessous ?

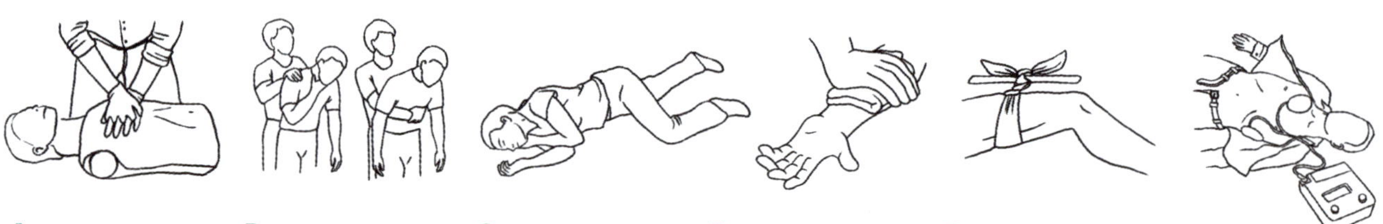

A. ....
B. ....
C. ....
D. ....
E. ....
F. ....

PETIT RAPPEL… DE VACCINS

Pour partir l'esprit tranquille en vacances à l'étranger, il est recommandé de se faire vacciner en amont. Les maladies dont il faut se protéger dépendent bien sûr de l'endroit dans lequel vous séjournerez. Pour tester vos connaissances sur le sujet, reliez les maladies aux bonnes définitions.

Hépatite A •	• Maladie due à l'arbovirus, elle est transmise par certains moustiques. Elle porte essentiellement atteinte au cerveau. La vaccination est recommandée lors de voyages en Asie ou en Océanie en cas de séjour prolongé dans des zones rurales.
Fièvre jaune •	• Inflammation du foie dont la propagation virale est souvent due à l'ingestion d'eau ou d'aliments contaminés par les matières fécales d'un sujet infecté. Elle a été découverte par Stephen Feinstone, Albert Kapikian et Robert Purcell en 1973.
Rage •	• Maladie causée par des bactéries appartenant à la famille des salmonelles. Elle est souvent due à une ingestion de viande peu cuite ou encore d'eau et d'aliments ayant subi une contamination fécale d'origine humaine. Les symptômes (fièvre, maux de tête, perte d'appétit…) apparaissent généralement une à trois semaines après la contamination.
Encéphalite japonaise •	• Il s'agit d'une zoonose qui touche le système nerveux central. Les chiens domestiques sont responsables de la majorité des cas de transmission de ce virus. La vaccination est recommandée aux voyageurs effectuant un séjour prolongé ou aventureux dans un pays à haut risque.
Fièvre typhoïde •	• Due au virus amaril, cette maladie est transmise par certains moustiques. Elle est notamment présente dans les zones tropicales d'Amérique du Sud et d'Afrique. Dans la plupart des cas, elle n'entraîne pas de symptômes, mais elle peut parfois atteindre le foie et les reins.

RAPPEL Avant de partir, n'oubliez pas de vérifier si vos vaccins sont bien à jour, notamment pour la **diphtérie**, le **tétanos**, la **poliomyélite** (DTP), la **coqueluche** et la **rougeole**.

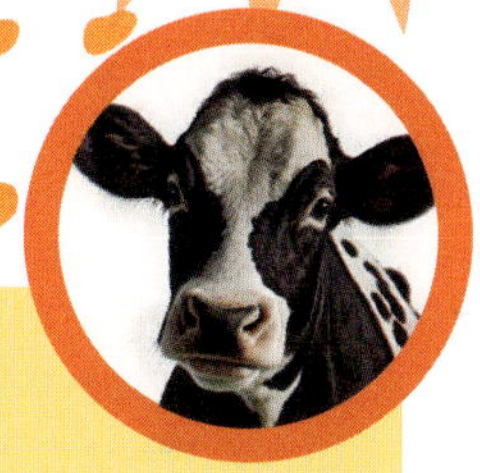

LE SAVIEZ-VOUS ?

Le mot *vaccin* nous vient directement de… la vache ! Le médecin anglais Edward Jenner se rend compte au XVIIIe siècle que **la « vaccine », une maladie bénigne présente chez les vaches, est similaire à la variole dans sa forme.** Mais à cette époque, les fermiers qui étaient en contact avec des vaches n'attrapaient pas la variole. Jenner a alors inoculé la vaccine à un cobaye, puis lui a dans un second temps transmis la variole. Mais celui-ci n'a pas contracté la maladie, il en était protégé. Et c'est ainsi que le mot *vaccination* est né.

À QUOI CORRESPONDENT CES NUMÉROS D'URGENCE ?

Si pendant vos vacances vous êtes confronté à une situation d'urgence (accident, arrêt cardiaque, hémorragie…), certains numéros sont à connaître. Choisissez les bons en fonction des situations suivantes :

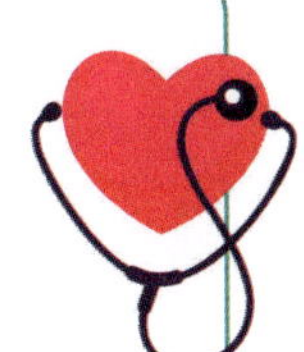

114

191

112

196

15

18

- **Pour signaler une situation de péril ou un accident et obtenir une intervention rapide (incendie, fuite de gaz, brûlure…).**
- **Numéro d'urgence accessible par SMS pour les personnes sourdes et malentendantes.**
- **Numéro d'urgence à contacter dans tous les pays membres de l'Union européenne, gratuitement.**
- **Dans le cas d'une urgence maritime.**
- **Pour qu'une équipe médicale intervienne lors d'une situation de détresse vitale.**
- **Dans le cas d'une urgence aéronautique.**

Le squelette

Le squelette constitue la charpente du corps humain, il le soutient et protège nos organes vitaux. Sans lui, nous ne pourrions pas tenir debout ! Pour se développer et se solidifier, les os ont besoin de calcium. Pour en savoir plus sur cette véritable architecture humaine, trouvez les bonnes réponses aux activités suivantes.

QUI SUIS-JE ?

Les os sont pour certains très longs, très plats ou encore très fragiles. Pour savoir quelles sont leurs particularités, trouvez quels os se cachent derrière ce « Qui suis-je ? ».

1. Je suis situé dans le membre inférieur du corps humain. Je suis d'ailleurs **L'OS LE PLUS LONG ET LE PLUS SOLIDE** ! Qui suis-je ?

   ....

2. À l'inverse de l'os précédent, je suis le plus petit du corps humain. Ma fonction principale est d'assurer la communication entre l'oreille moyenne et interne, je suis d'ailleurs **ADJACENT À L'ENCLUME**. Qui suis-je ?

   ....

3. Je suis un os pointu, considéré comme le **VESTIGE DE LA QUEUE** de mes ancêtres qui a disparu lors de l'évolution. Qui suis-je ?

   ....

4. Aussi appelé scapula, je suis **DE FORME TRIANGULAIRE** et situé près de la clavicule. Qui suis-je ?

   ....

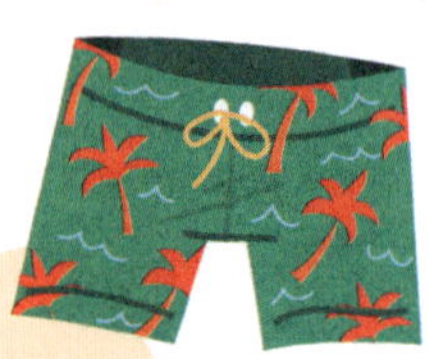

DÉCOUVREZ LE MOT CACHÉ

Dans cette activité, vous découvrirez le nom d'un os long, situé dans le bras. Pour ce faire, notez sous la première image la première lettre du mot évoqué, sous la seconde, la deuxième lettre du mot et ainsi de suite jusqu'à la dernière image.

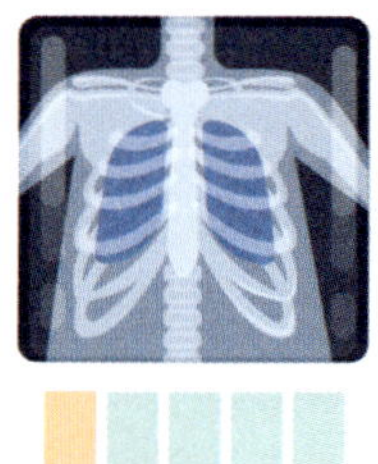

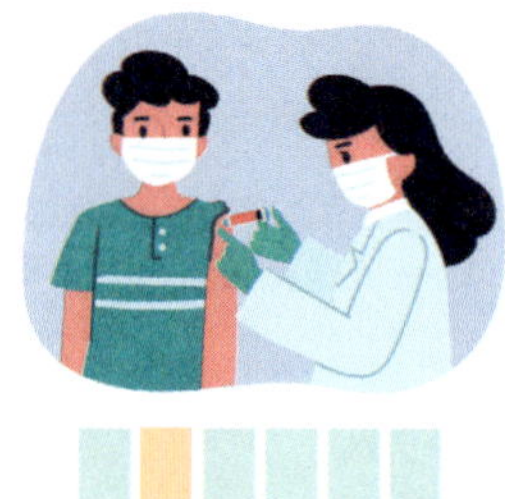

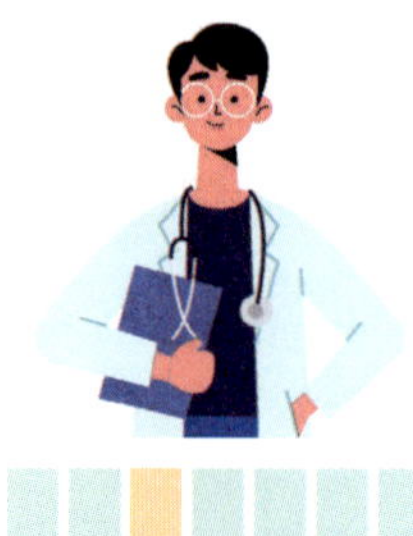

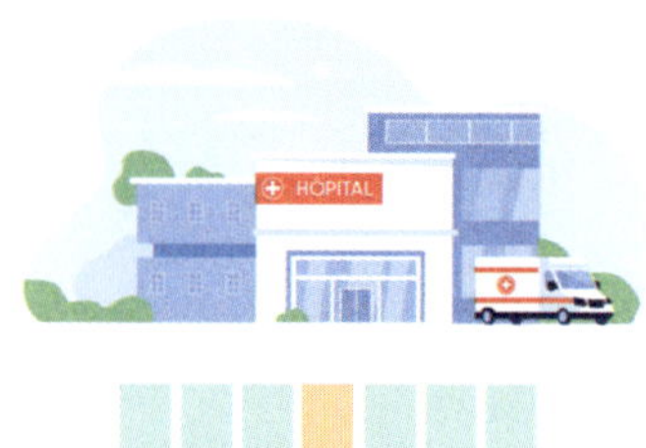

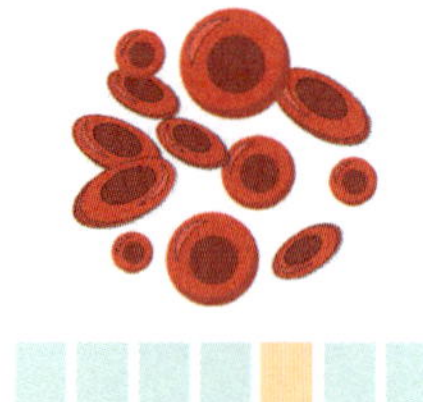

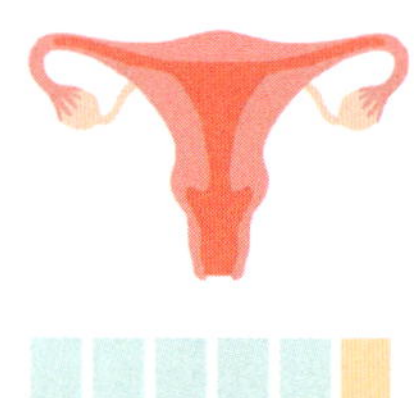

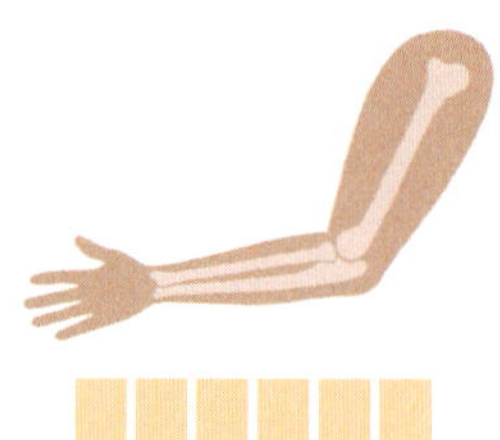

CHERCHEZ L'INTRUS

Le corps humain est donc rempli de nombreux os... Parmi les os mentionnés ci-dessous, saurez-vous retrouver l'intrus ?

TRAPÉZOÏDE — **HAMATUM**
CAPITATUM — **SCAPHOÏDE**
CALCANÉUM — **PISIFORME**
TRIQUETRUM

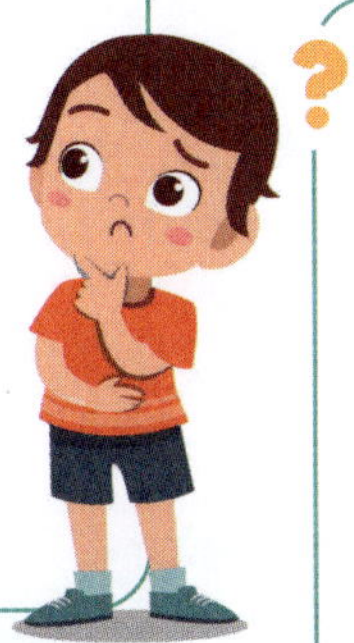

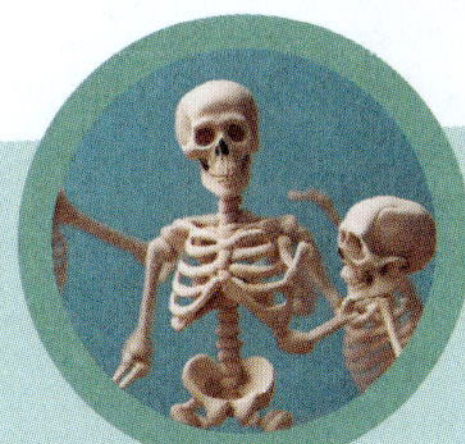

LE SAVIEZ-VOUS ?

À la naissance, les nourrissons possèdent environ 350 os, mais une grande partie de ceux-ci fusionnent pendant la croissance, réduisant considérablement leur nombre à l'âge adulte. Et pour connaître ce nombre précis, je vous invite à résoudre le sudoku !

VRAI OU FAUX ?

Avant de découvrir en long, en large et en travers de quoi est composé le squelette, répondez à ce vrai/faux pour évaluer vos connaissances sur le sujet.

1. **Plus de la moitié des os du corps humain se trouve dans les mains et les pieds.**
   ◯ VRAI ◯ FAUX
2. **L'ostéoporose est une maladie caractérisée par une perte de densité osseuse et une fragilité accrue des os.**
   ◯ VRAI ◯ FAUX
3. **Lorsqu'une fracture est incomplète, il s'agit d'une fissure.**
   ◯ VRAI ◯ FAUX
4. **La scoliose est une maladie qui se caractérise par une malformation de naissance de la colonne vertébrale.**
   ◯ VRAI ◯ FAUX
5. **L'ostéogenèse imparfaite, ou « maladie des os de verre », est une maladie génétique qui est caractérisée par une grande fragilité osseuse.**
   ◯ VRAI ◯ FAUX

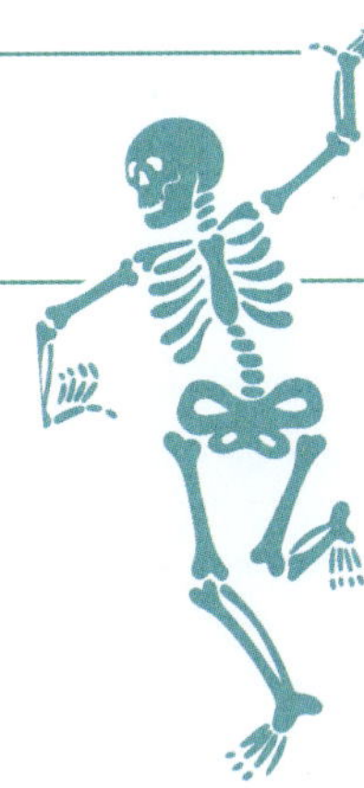

SUDOS'KU

Savez-vous combien d'os possède le corps humain à l'âge adulte ? Pour vérifier vos connaissances, résolvez les sudokus suivants :

			2	4	8			
	1		7					
		2		3	1	4		6
	9						8	1
		5		7		3		
6	4						2	
2		3	9	1		6		
					7		9	
			3	8	4			

		6			4	5	2	
	2		8	6		7		
		5		1				
4			1			2		
	7						1	
		1			8			6
				3		8		
		9		4	2		5	
	3	2	7			1		

-

Le corps humain est composé de

.... os.

Les aliments de l'été

Pêches bien mûres, courgettes et aubergines grillées, poissons frais du marché ou coupe glacée en terrasse... Les aliments de l'été nous font saliver toute l'année. Souvent synonymes de légèreté et de bonne santé, ils sont nos meilleurs alliés pour passer un été à se régaler sans se priver.

CLASSEMENT

À chaque aliment sa saison ! Cochez la saison correspondant à chaque fruit ou légume. Attention ! Certains peuvent se ranger dans plusieurs colonnes.

	Printemps	Été	Automne	Hiver
Chou de Bruxelles				
Asperge				
Pêche				
Épinard				
Kiwi				
Petits pois				
Oignon				
Mûre				
Fraise				
Pomme				

QUIZ

Testez vos connaissances sur les aliments de l'été en répondant aux questions suivantes :

1. Quelle ville de la Côte d'Azur est célèbre pour sa salade ?
- a. Cannes
- b. Toulon
- c. Nice

2. Lequel de ces fruits d'été est connu pour ses vertus laxatives ?
- a. La nectarine
- b. Le pruneau
- c. Le melon

3. Quel est l'ingrédient principal du gaspacho ?
- a. La tomate
- b. Le potiron
- c. Le piment

4. Lequel de ces légumes d'été riche en fibres et pauvre en calorie est réputé pour ses vertus antioxydantes ?
- a. Aubergine
- b. Courgette
- c. Petits pois

5. Lequel de ces aliments d'été est le plus calorique ?
- a. Une boule de sorbet au citron
- b. 100 grammes de cerises
- c. 10 crevettes grises

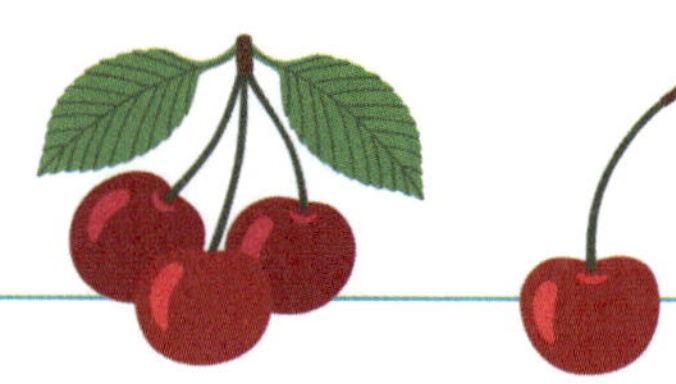

CREUSE-MÉNINGES

Saurez-vous résoudre ce calcul ?

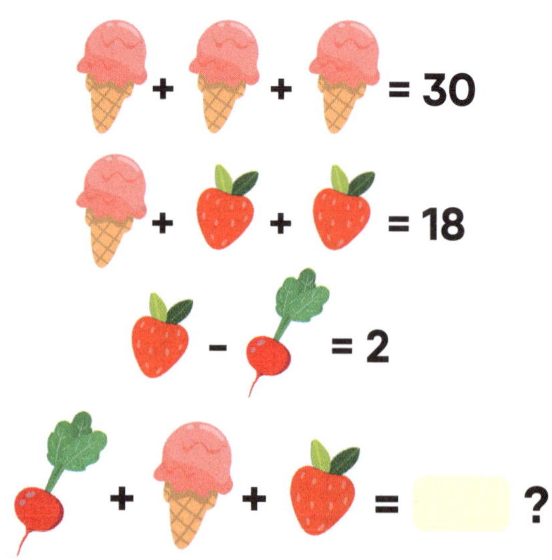

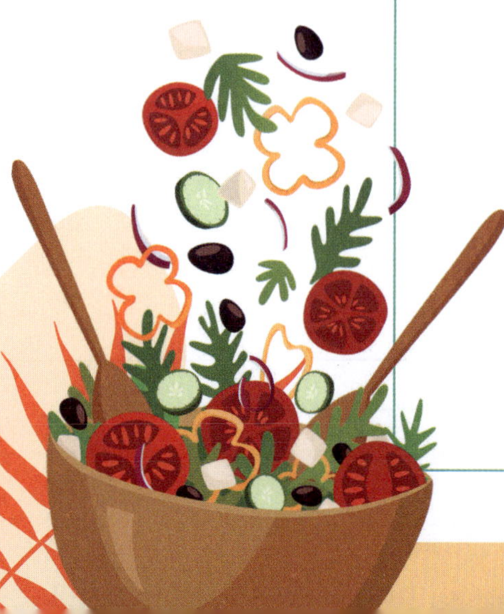

ASSOCIATION

Associez chaque terme à la proposition qui lui correspond.

1. Plante herbacée rampante de la famille des cucurbitacées dont le fruit est consommé cru en salade ou en hors-d'œuvre.
2. Appellation d'origine d'un fromage de lait de brebis à pâte pressée non cuite fabriqué dans le Pays basque et le Béarn.
3. Baie noire comestible, fruit de l'arbre du même nom, réputée pour son action antioxydante.
4. Petit crustacé marin ou d'eau douce dont certaines espèces sont comestibles.
5. Fromage grec à pâte molle affiné en saumure, fabriqué à partir de lait de brebis et de chèvre.
6. Céréale dont les grains produisent une farine brune utilisée dans la fabrication d'un pain idéal pour accompagner les plateaux de fruits de mer estivaux.
7. Gousses immatures du *Phaseolus vulgaris* consommées chaudes ou froides comme légumes.
8. Grande céréale (graminée) d'origine américaine, à la forte tige portant un épi femelle formé de grains jaunes placés en rangs très serrés.

A. Feta B. Concombre C. Cassis D. Haricots verts E. Maïs F. Ossau-iraty G. Crevette H. Seigle

CHERCHEZ L'ERREUR

Une de ces 4 salades de fruits d'été n'est pas identique aux 3 autres ; laquelle ?

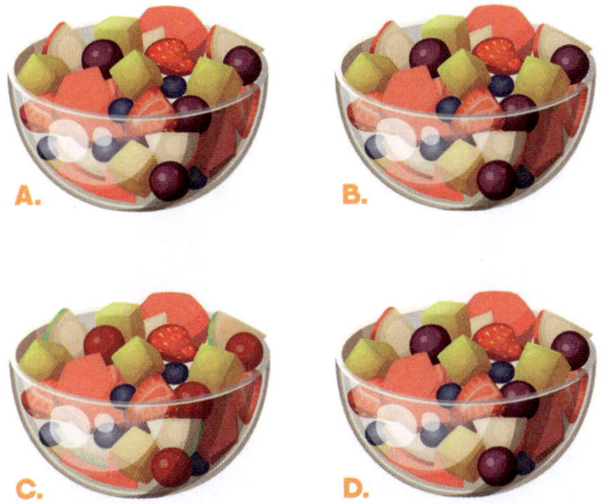

LE SAVIEZ-VOUS ?

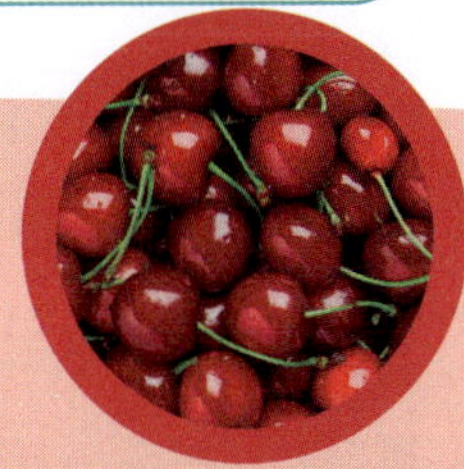

Pour mieux dormir, mangez des cerises !

La cerise, fruit d'été par excellence, est **riche en mélatonine**, et donc bonne pour notre sommeil. En effet, en 2016, des scientifiques ont cherché à savoir si... une tarte aux cerises pouvait avoir un impact sur la qualité du sommeil !
Un groupe a eu droit à un placebo et l'autre groupe à une tarte aux cerises par jour pendant sept jours. Le groupe « tarte aux cerises » a vu sa concentration en mélatonine augmenter et son sommeil fut meilleur, en termes de durée et de qualité par rapport au placebo.

RECETTE

Salade d'été *à préparer en famille*

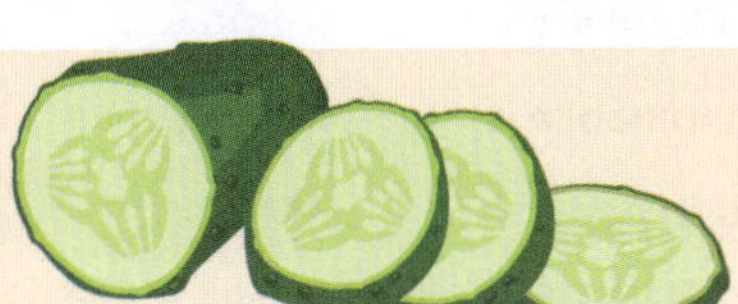

Voici une recette facile, fraîche et saine pour régaler petits et grands.

Pour 4 personnes :
- 1 concombre
- 500 g de pastèque
- 200 g de framboises
- 200 g de feta
- 20 grosses crevettes roses
- Coriandre
- 1 cuillerée à soupe de vinaigre
- 3 cuillerées à soupe d'huile d'olive
- Sel, poivre

1. Épluchez et épépinez le concombre. Coupez-le en dés. Coupez de même la pastèque et la feta en dés. Décortiquez les crevettes.
2. Assemblez dans un saladier l'huile, le vinaigre, le sel et le poivre.
3. Avant de passer à table, ajoutez le concombre, les framboises, les crevettes, la coriandre, la feta et le concombre.
4. Mélangez et servez frais.

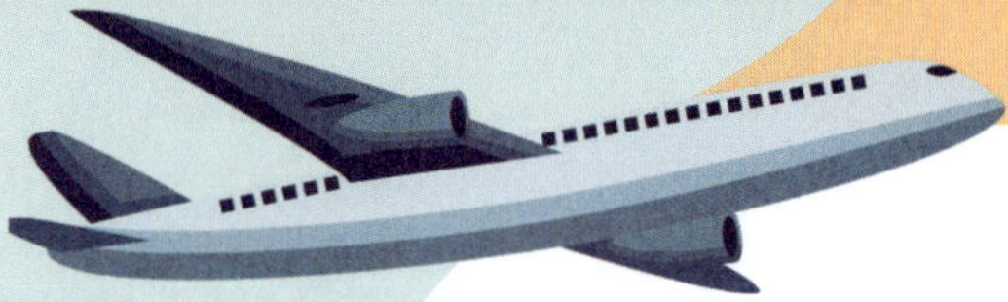

Le mal des transports

Ah, le mal des transports… entre nausées, vomissements, vertiges et même parfois maux de tête, c'est un programme de vacances qui fait rêver ! Que ce soit en voiture ou en bateau, il peut apparaître à n'importe quel moment.

Voici quelques infos et astuces qui vous permettront de mieux l'appréhender.

LE BON MOT

Connaissez-vous le nom scientifique pour désigner le mal des transports ? Pour le découvrir, notez sous la première image la première lettre du mot évoqué, sous la seconde, la deuxième lettre du mot et ainsi de suite jusqu'à la dernière image.

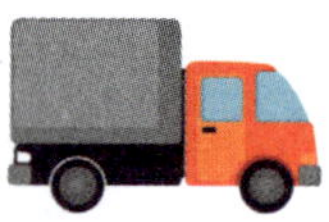

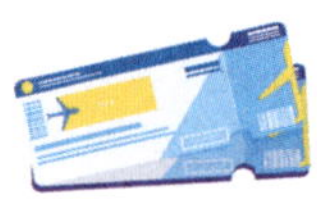

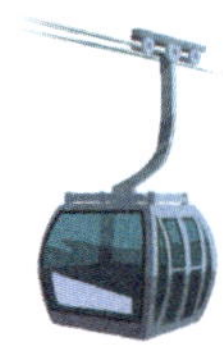

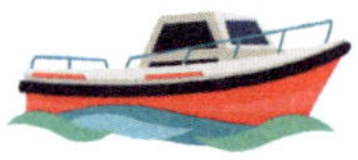

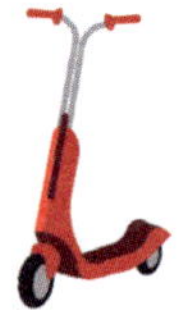

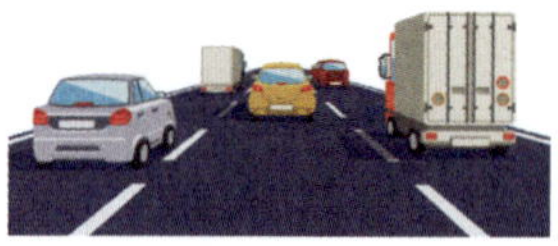

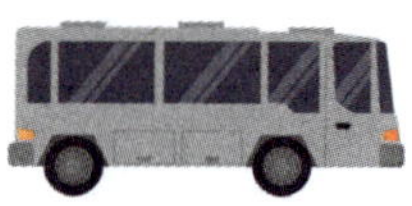

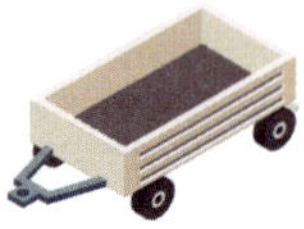

QUEL ENGIN FUT CRÉÉ LE PREMIER ?

Associez à chaque moyen de transport suivant l'année de sa première utilisation ainsi que le nom de son créateur.

Train	1890	Frères Montgolfier
Avion	1803	Joseph Cugnot
Montgolfière	1804	Robert Fulton
Véhicule automobile	1770	Richard Trevithick
Bateau à vapeur	1783	Clément Ader

QUI SUIS-JE ?

Des moyens de transport, il en existe aujourd'hui beaucoup : fusée, jet-ski, skateboard et j'en passe. Mais l'un d'entre eux a particulièrement marqué l'histoire. Retrouvez-le avec ce « Qui suis-je ? ».

1. Je suis **UN MOYEN DE TRANSPORT IMMENSE**, mesurant plus de 269 m.
2. Construit de **1909 À 1912**, je suis le plus grand et le plus luxueux paquebot jamais construit à cette époque.
3. Mon destin a été scellé par une nuit tragique lors de mon **VOYAGE INAUGURAL**.
4. Je suis devenu célèbre auprès du grand public grâce à **UN FILM DE JAMES CAMERON**.

……………………………………………………

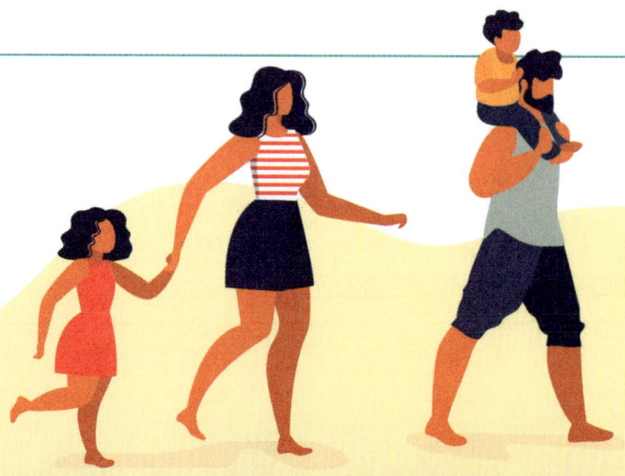

QUIZ

Le mal des transports peut avoir lieu dans les airs, sur terre et même en pleine mer. Si cette thématique vous touche, vous connaissez probablement la technique du sac à vomi (surtout très utile pour éviter de salir la banquette…). Mais retrouverez-vous les bonnes réponses au questionnaire à choix multiples suivant ?

1. Quelle est la cause principale du mal des transports ?

- a. Une réaction inflammatoire des sinus
- b. Un déséquilibre de la glycémie
- c. Une confusion entre les perceptions visuelle et vestibulaire

2. Le mal des transports :

- a. Touche plus d'hommes que de femmes
- b. Touche plus de femmes que d'hommes
- c. Touche autant les femmes que les hommes

3. Vous prenez la route aux alentours de 14 heures. Avant de vous précipiter vers la voiture, il vaut mieux :

- a. Partir le ventre vide
- b. Manger un repas léger (crudités, protéines, fibres et peu de féculents)
- c. Prendre un repas copieux pour que ça tienne au ventre (féculents notamment)

4. Dans la voiture, pour passer le temps et éviter le mal des transports, il faut :

- a. Être sur son téléphone
- b. Lire un livre
- c. Regarder droit devant soi

5. Quelles solutions peuvent être utilisées pour lutter contre le mal des transports ?

- a. Prendre du gingembre en traitement préventif
- b. Mettre un bracelet d'acupression sur le poignet
- c. Poser un pansement sur son nombril

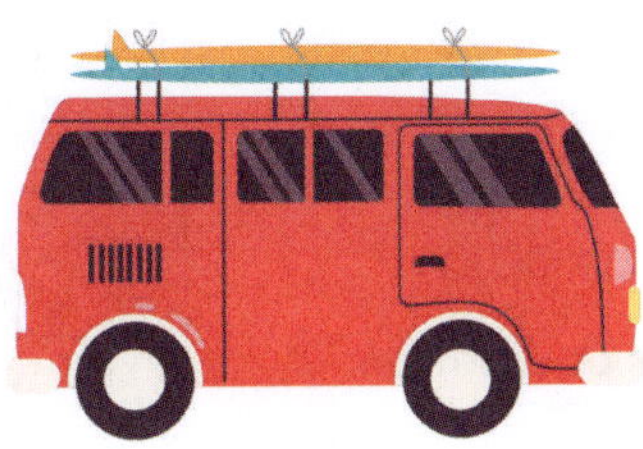

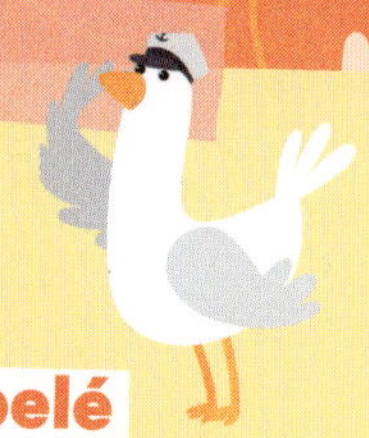

LE SAVIEZ-VOUS ?

Le mal de mer, aussi appelé naupathie, est un mal des transports très fréquent, qui toucherait environ 25 à 30 % de la population. Mais saviez-vous qu'il était aussi possible d'avoir le « mal de terre » ? Il se manifeste parfois lors du retour sur terre après un long voyage en mer, comme une croisière par exemple. L'organisme, qui était habitué aux mouvements du bateau, doit se réadapter à la vie terrestre. Comme le mal de mer, il peut provoquer des nausées, des vertiges ou encore des vomissements.

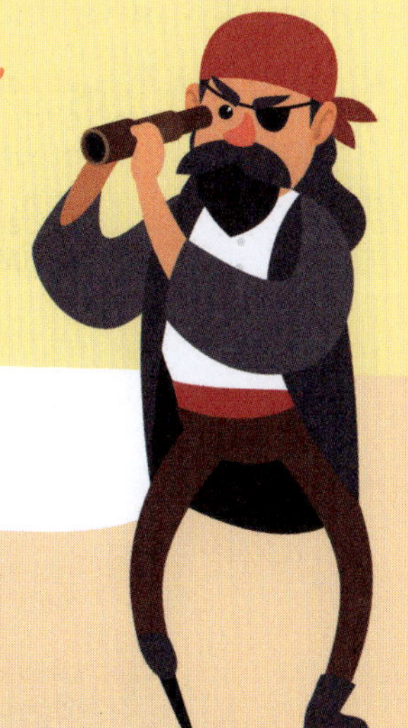

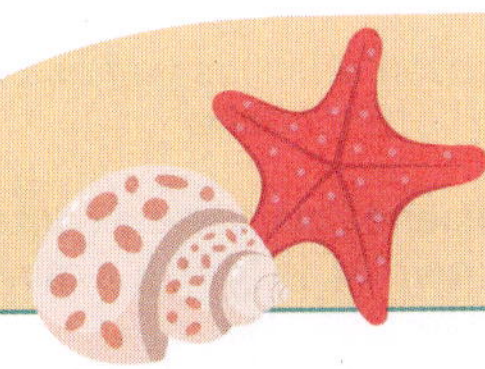

LABYRINTHE

La famille de Loona part en vacances à la mer. Malheureusement, elle s'est complètement perdu sur la route. Aidez-la à retrouver le bon chemin pour ne pas avoir à retourner à l'école.

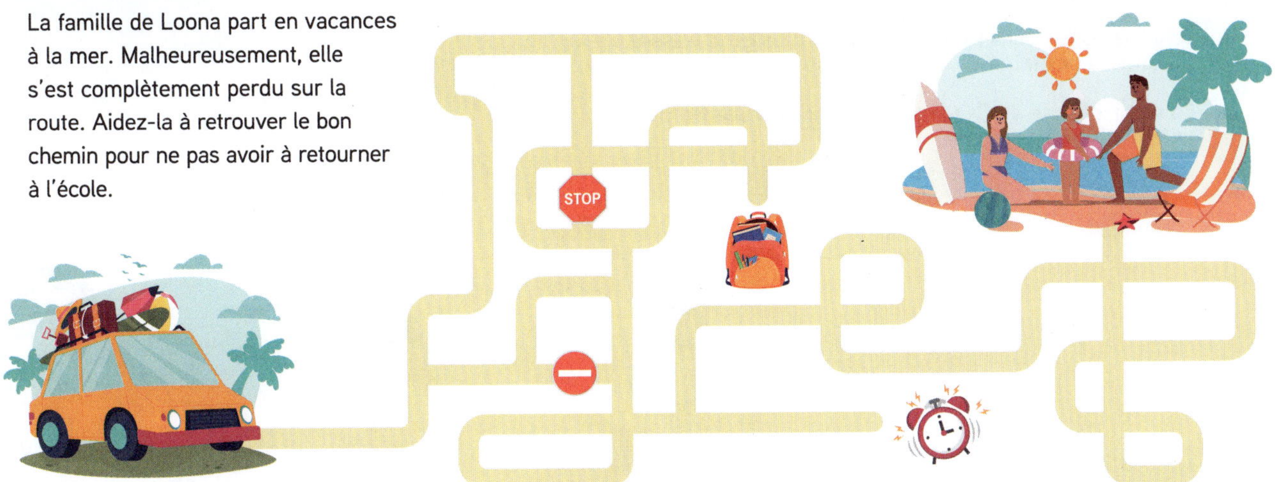

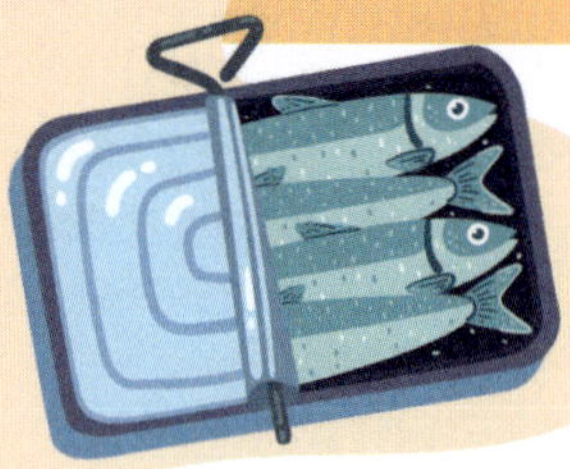

Le cœur

Dans ces pages, on va parler du cœur. Pas celui qu'on dessinait à notre maman quand on était enfant, non, je parle bien sûr du cœur humain ! Il s'agit d'un organe vital d'environ 300 grammes chez l'adulte. Situé dans la cage thoracique, il a comme rôle principal de pomper le sang et de le faire circuler dans le corps, à travers veines et artères.

Testons vos connaissances sur le sujet.

ÉTAPE PAR ÉTAPE

Dans le cœur, il y a deux parties bien distinctes : le cœur droit et le cœur gauche. Chaque côté possède un ventricule et une oreillette, qu'on appelle aussi atrium. Le cœur fonctionne comme une pompe, le but du jeu étant d'amener du sang riche en oxygène aux organes. Pour mieux comprendre comment les échanges entre O_2 et CO_2 se mettent en place, remettez dans l'ordre les étapes suivantes.

- [1] **Le sang pauvre en oxygène et riche en dioxyde de carbone (CO_2) est amené par les veines caves dans le cœur, plus précisément dans l'oreillette droite.**
- [ ] **Le sang remonte dans les artères pulmonaires pour ensuite arriver dans les poumons.**
- [ ] **Le sang circule dans le ventricule gauche.**
- [ ] **Le sang est désormais oxygéné.**
- [ ] **Les organes utilisent l'oxygène et éliminent le CO_2.**
- [ ] **Le sang passe dans les veines pulmonaires pour arriver dans l'oreillette gauche.**
- [ ] **Le sang amène l'oxygène à l'ensemble des organes (dont le cerveau, le foie, les reins ou encore les muscles).**
- [ ] **Le sang est ensuite pompé dans le ventricule droit.**
- [ ] **Le sang passe dans l'aorte, qui est le plus gros vaisseau du corps humain.**
- [10] **Le sang, chargé en CO_2, retourne dans l'oreillette droite et le cycle recommence.**

TROUVEZ L'INTRUS

L'infarctus du myocarde est ce qu'on appelle plus communément la « crise cardiaque ». Il se traduit par la destruction d'une partie du myocarde. Cela se produit généralement lorsque l'une des artères coronaires, qui transportent le sang riche en oxygène vers le cœur, est bloquée (à cause d'un amas de graisse par exemple). Parmi ces facteurs, favorisant l'infarctus du myocarde, trouvez l'intrus.

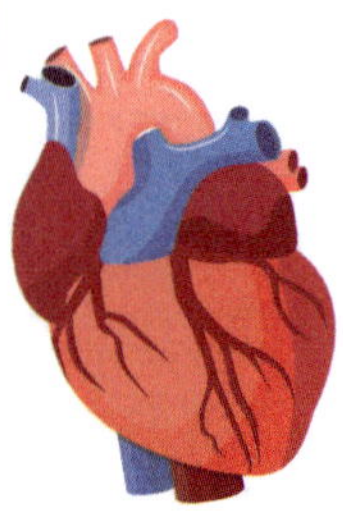

TABAGISME
STRESS
ÂGE ET SEXE
DIABÈTE
ALCOOL
TAUX ÉLEVÉ DE CHOLESTÉROL

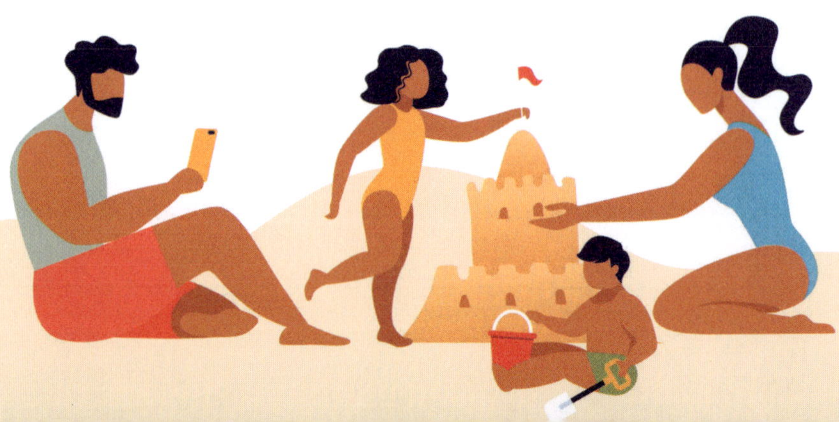

LES BIENFAITS DE CERTAINS ALIMENTS SUR LE CŒUR

Pour prendre soin de son cœur, certains aliments sont à privilégier, comme les noix par exemple ou les sardines qui apportent du « bon gras » à notre corps. Pour en connaître davantage, entourez parmi les ingrédients suivants ceux qui favorisent notre santé cardio-vasculaire.

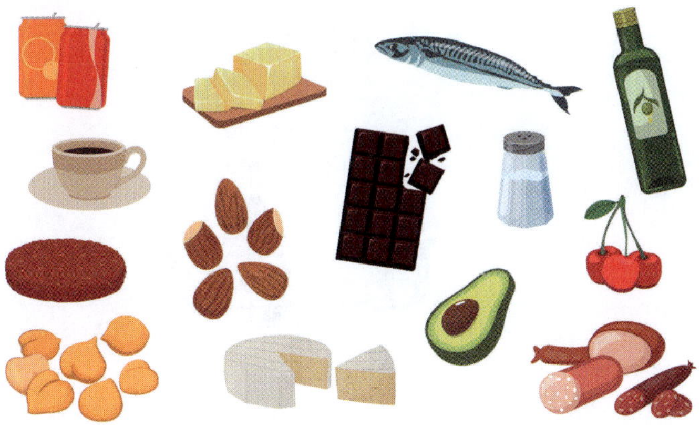

LE SAVIEZ-VOUS ?

Le café, bon pour le cœur

On pense souvent que le café est mauvais pour la santé, mais que nenni ! De nombreuses études montrent que boire du café protège le cœur et les vaisseaux sanguins. On s'est d'ailleurs rendu compte que **ceux qui boivent entre 3 et 5 tasses de café par jour ont 14 % de risques en moins d'avoir une maladie cardio-vasculaire**. Ceci est dû à l'effet anti-inflammatoire de la caféine : le café rendrait les vaisseaux sanguins et artères plus souples. Alors ne culpabilisez plus quand vous êtes au troisième café de la journée et qu'il n'est que 15 heures !

MOTS À TROUS

Dans l'univers médical, beaucoup d'appareils sont utilisés et nombre d'examens sont pratiqués pour étudier le bon fonctionnement du cœur. Réussirez-vous à trouver les mots à trous ci-dessous ?

1. Il permet de mesurer la tension artérielle :

_ _ _ S _ _ _ _ _ _ E

2. Il s'agit d'un stimulateur cardiaque placé sous la peau :

_ A _ _ _ _ K _ _

3. On réalise cet examen pour mesurer puis enregistrer l'activité électrique du cœur :

E _ _ _ T _ _ _ _ _ _ _ _ G _ _ _ _ _

4. Instrument utilisé par les médecins pour ausculter les bruits du corps, dont ceux du cœur :

_ T _ _ _ _ _ _ _ P _

5. Il permet de secourir des victimes d'arrêt cardiaque en envoyant un choc électrique :

D _ _ _ _ _ _ _ _ A _ _ _ _

TROUVEZ LE BON CŒUR

Hormis sa forme légèrement pointue vers le bas, le cœur en anatomie ne ressemble en rien au cœur que nous dessinons en général. Parmi les ombres suivantes, retrouvez quel dessin correspond exactement au schéma initial.

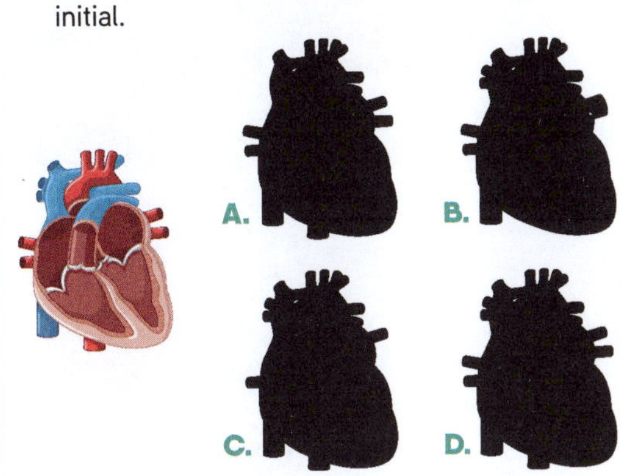

L'eau

L'eau est l'élément incontournable des vacances estivales : avec les températures qui montent (et parfois très haut ces dernières années), il est impératif de s'hydrater pour rester en bonne santé tout l'été. Vous voulez tout savoir sur l'eau et ses bienfaits ?

À vous de jouer !

QUIZ

Vous êtes incollable sur l'eau ? Testez vos connaissances avec le quiz suivant.

1. Quelle proportion d'eau contient le corps humain ?

- a. 71 %
- b. 65 %
- c. 24 %

2. Quel est l'apport énergétique de l'eau ?

- a. 0 kcal/100 ml
- b. 55 kcal/100 ml
- c. 133 kcal/100 ml

3. Quelle quantité d'eau un être humain doit-il boire en moyenne par jour ?

- a. 900 ml à 1 litre
- b. 500 à 600 ml
- c. 1,5 à 2 litres

4. Parmi ces aliments, lequel ne contient pas d'eau ?

- a. Le chou-fleur
- b. La farine
- c. Le poisson

5. Quelle est la formule chimique de l'eau ?

- a. CO_2
- b. HPI
- c. H_2O

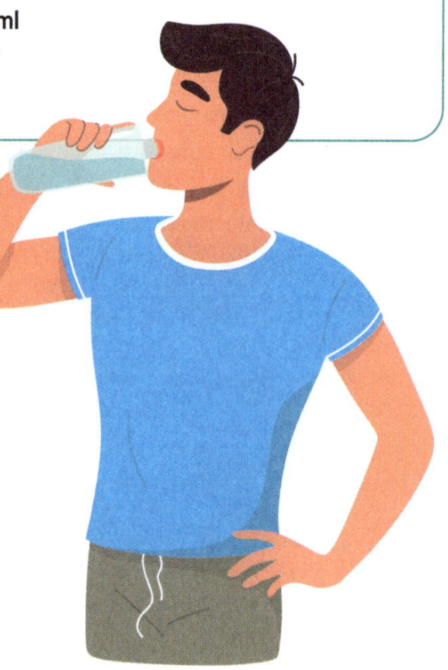

RÉBUS

Quelle boisson se cache derrière ce rebus ?

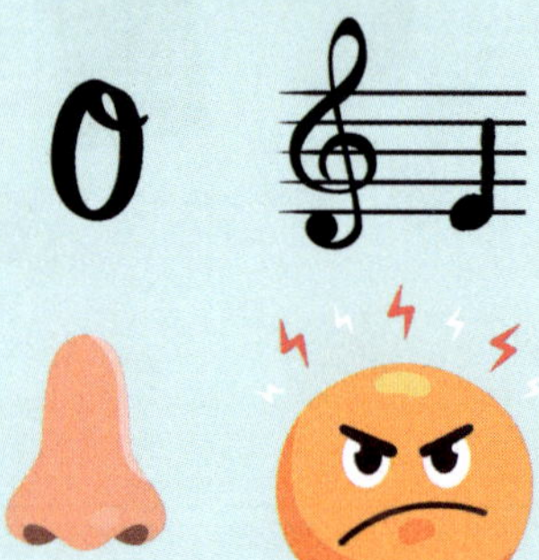

ANAGRAMMES

Que devient l'eau lorsqu'on la boit ? Pour suivre son parcours le long du corps humain, résolvez les anagrammes suivantes.

1. **CHOUBE :**
2. **APHOGEOSE :**
3. **COMATES :**
4. **TINTINES RÊGLE :**
5. **GANS :**
6. **ORANGES :**
7. **SINER :**
8. **RUINE :**
9. **EURUS :**
10. **PRATARTINIONS :**

LE SAVIEZ-VOUS ?

Boire de l'eau fait maigrir !
Oui, vous avez bien lu. En 2003, une étude scientifique a montré que boire 100 ml d'eau, soit 2 verres, augmente le taux métabolique - c'est-à-dire le nombre de calories dont chaque corps a besoin pour fonctionner - de 30 % et accroît la dépense énergétique. Ainsi, pour **1 litre d'eau par jour, c'est plus de 100 calories dépensées en plus**.

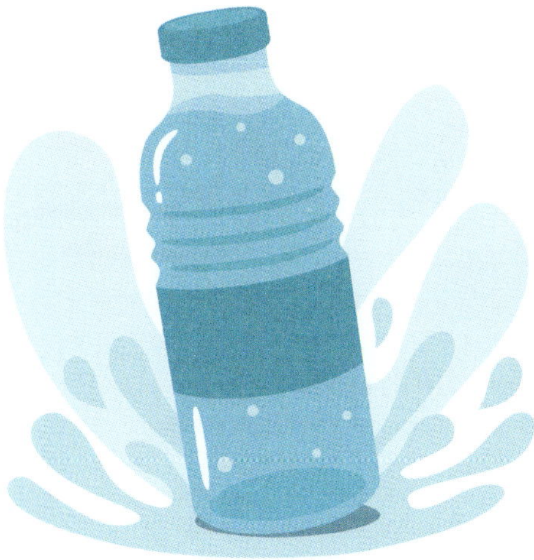

VRAI OU FAUX ?

Pour parfaire vos connaissances sur l'eau, rien de tel qu'un vrai/faux !

1. Plus nous buvons, mieux c'est !
◯ VRAI ◯ FAUX

2. L'eau s'évacue aussi de notre corps par la respiration.
◯ VRAI ◯ FAUX

3. Pas besoin de jus détox et autres boissons santé pour bien s'hydrater.
◯ VRAI ◯ FAUX

4. L'eau du robinet est moins bonne pour la santé que l'eau en bouteille.
◯ VRAI ◯ FAUX

5. L'eau contenue dans des bouteilles en plastique peut se conserver indéfiniment.
◯ VRAI ◯ FAUX

6. L'eau gazeuse est aussi bonne pour la santé que l'eau plate.
◯ VRAI ◯ FAUX

7. L'été, mieux vaut boire froid que chaud, évidemment !
◯ VRAI ◯ FAUX

POINTS À RELIER

Reliez les points suivants de 1 à 46 et découvrez cet objet indispensable pour une bonne hydratation.

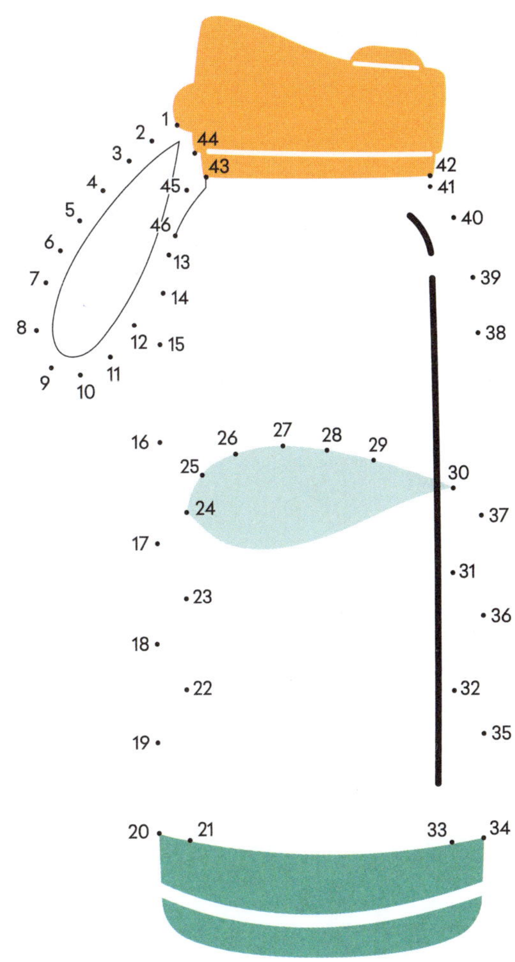

Les coups de soleil

Rentrer de vacances le teint hâlé est pour beaucoup LA mission de l'été. Mais avant de vous transformer en écrevisse, parlons de l'importance de bien se protéger quand on s'expose au soleil. Attrapez votre crème solaire, mettez votre plus beau chapeau et préparez-vous à faire face au soleil avec style.

LE SAVIEZ-VOUS ?

Les grains de beauté surviennent quand les mélanocytes (cellules capables de produire la mélanine) s'accumulent sous la couche superficielle de la peau, c'est-à-dire au niveau du derme. Cette accumulation peut être due à l'exposition au soleil.
Or, plus une personne a de grains de beauté, plus elle a un risque de voir apparaître un mélanome, c'est-à-dire un cancer de la peau. Il est donc essentiel de faire vérifier régulièrement vos grains de beauté. Vous pouvez notamment suivre la méthode ABCDE. **Si votre grain de beauté est Asymétrique, a des Bords irréguliers, une Couleur étrange, un Diamètre supérieur à 6 mm ou s'il Évolue dans le temps, vous devez consulter votre médecin traitant**. Et pour savoir comment vos grains de beauté évoluent, n'hésitez pas à les prendre en photo !

BIEN SE PROTÉGER DU SOLEIL

Avant de s'exposer au soleil, il est essentiel de bien se protéger. Mais connaissez-vous vraiment les secrets qui se cachent derrière la crème solaire ? Pour le savoir, cochez les réponses exactes.

1. Quel est l'indice de protection solaire (aussi appelé SPF ou *sun protection factor*) maximal ?

- a. 30
- b. 50
- c. 60

2. Que signifie un SPF 50 ?

- a. La crème bloque 50 % des rayons UVB.
- b. La crème protège pendant 50 minutes.
- c. On met 50 fois plus de temps à prendre un coup de soleil.

3. Quelle est la principale différence entre la protection contre les rayons UVB et les rayons UVA ?

- a. Les UVB causent le vieillissement de la peau, tandis que les UVA provoquent des coups de soleil.
- b. Les UVB sont notamment responsables des coups de soleil, tandis que les UVA induisent un vieillissement cutané.
- c. Les UVB et les UVA ont les mêmes effets sur la peau.

4. Combien de cuillerées à café de crème solaire recommande-t-on de mettre par utilisation ?

- a. 2-4 cuillerées à café
- b. 6-8 cuillerées à café
- c. 10-12 cuillerées à café

5. Quelle affirmation est vraie concernant la crème solaire pour enfants ?

- a. Elle est efficace plus rapidement.
- b. C'est la même que celle pour adulte, c'est une question de marketing.
- c. Elle met 10 minutes à faire effet.

6. Qu'est-ce que La lucite estivale bénigne (LEB) ?

- a. Un coup de soleil avec une cloque
- b. Un grain de beauté cancéreux
- c. Une allergie au soleil

RÉBUS

À l'aide du rébus ci-dessous, retrouvez les paroles de la célèbre chanson *Le Coup de soleil* de Richard Cocciante.

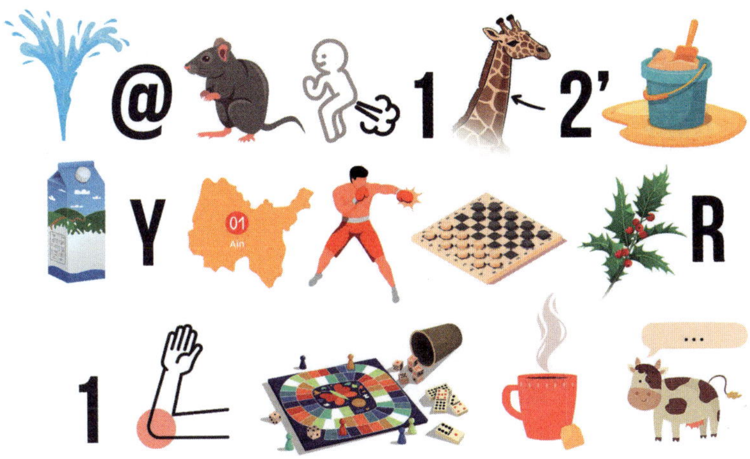

UN PEU DE MATHS

Une crème solaire et une casquette coûtent ensemble **15,10 €**. La crème solaire coûte 1 euro de plus que la casquette. Combien la crème coûte-t-elle exactement ?

....

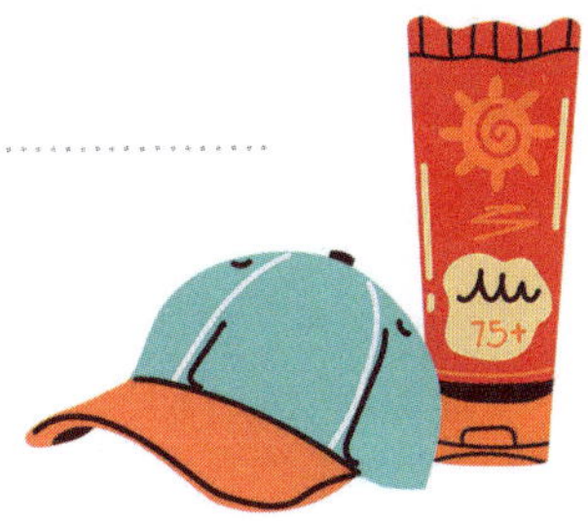

OBJETS CACHÉS

Retrouvez sur cette image ces 7 objets indispensables quand on s'expose au soleil.

- **DE LA CRÈME SOLAIRE** Essentielle en été, la crème solaire est également un excellent anti-rides, n'hésitez donc pas à en mettre sur votre corps toute l'année.
- **DES LUNETTES** Le soleil accélère aussi le vieillissement cellulaire de la rétine et augmente le risque de cataracte ; il est donc important de bien les protéger.
- **UN CHAPEAU** Pour protéger son crâne des UV, rien de tel qu'un chapeau ou une casquette !
- **UN PARASOL** Tout comme le chapeau, il protège des UV. Donc pour aller à la plage, en plus de la serviette, on n'oublie pas le parasol.
- **UNE GOURDE** Évidemment, en été il fait très chaud et pour compenser la perte d'eau qui s'évapore du corps avec la transpiration, il faut boire suffisamment d'eau.
- **UN ÉVENTAIL** Si vous avez chaud, prenez avec vous un petit éventail ou un brumisateur pour vous rafraîchir.
- **UNE TROUSSE DE PREMIERS SOINS** Une brûlure, une piqûre de guêpe, un mal de crâne... Je vous recommande de toujours garder une petite trousse de premiers secours avec vous pendant vos vacances, cf. p. 6.

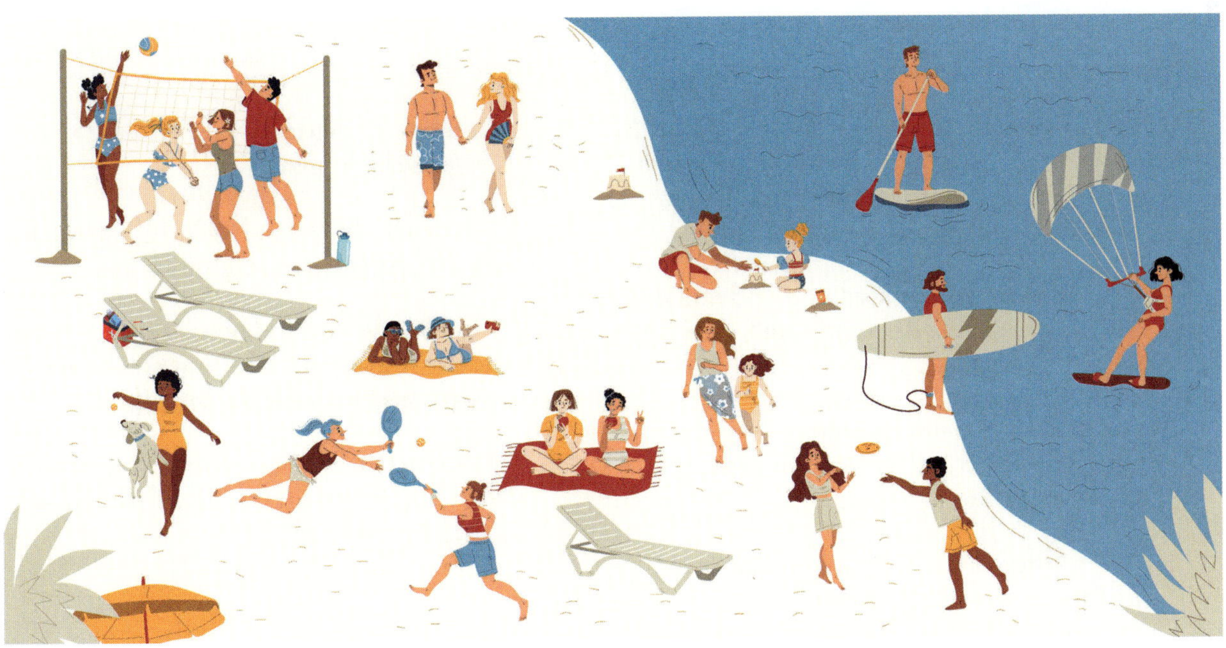

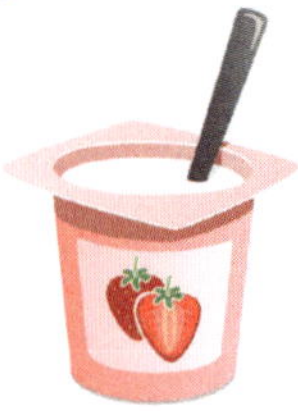

Les produits industriels

Lasagnes surgelées, jus de fruits en brique, tiramisu individuel au rayon frais, steaks hachés de grande surface, ou encore biscuits pour le goûter : les produits industriels ultratransformés sont partout. Censés nous faciliter la vie, ils sont en fait nos pires ennemis santé. Comment les repérer ? Comment les éviter ? Afin que les produits n'aient plus aucun secret pour vous, répondez aux questions suivantes.

TEXTE À TROUS

Remplissez ce texte à trous avec les propositions suivantes ; tous les mots sont à utiliser une fois.

SYNTHÈSE • ODEUR • BOISSON • INDUSTRIELS • ALIMENT • UN • NATURE • ÉCONOMIES RAFFINÉES • ULTRATRANSFORMÉ • TEXTURE • GLUCOSE • LONGUE • COULEUR • ADDITIFS

Un produit ______ est un ______ ou une ______ qui contient au moins ______ ingrédient qui n'existe pas tel quel dans la ______ ou dans nos placards. La liste de ces ingrédients ajoutés par les ______ est quasiment impossible à établir tant elle est ______. On y trouve des ______, mais aussi des graisses ______, des extraits et des arômes naturels, des arômes de ______, du sirop de ______, etc. Ces marqueurs permettent d'améliorer artificiellement la ______ d'un produit, sa ______ ou encore son ______ tout en faisant faire d'énormes ______ aux industriels.

AFFIRMATIONS ERRONÉES

Parmi ces 7 affirmations, 3 sont erronées. Lesquelles ?

1. "Une alimentation basée en grande partie sur des produits ultratransformés favorisera ou sera à l'origine de la quasi-totalité des maladies chroniques que nous connaissons."
2. "Pour reconnaître un produit ultratransformé, vérifiez que la liste des composants ne dépasse pas 10 ingrédients."
3. "Un produit avec un emballage très coloré, très joli d'aspect, est souvent un produit ultratransformé."
4. "Des nitrites sont ajoutés au jambon pour lui donner sa couleur rosée et permettre une conservation plus longue : en temps normal, le jambon est plutôt gris et ne peut se conserver que quelques jours."
5. "Pour les aliments ultratransformés, le prix ne fait pas la qualité."
6. "Bannir de notre alimentation les produits ultratransformés est l'urgence numéro 1 pour notre santé et celle de nos enfants."
7. "Le fructose est non seulement à bannir dans les aliments industriels ultratransformés, mais aussi à l'état naturel."

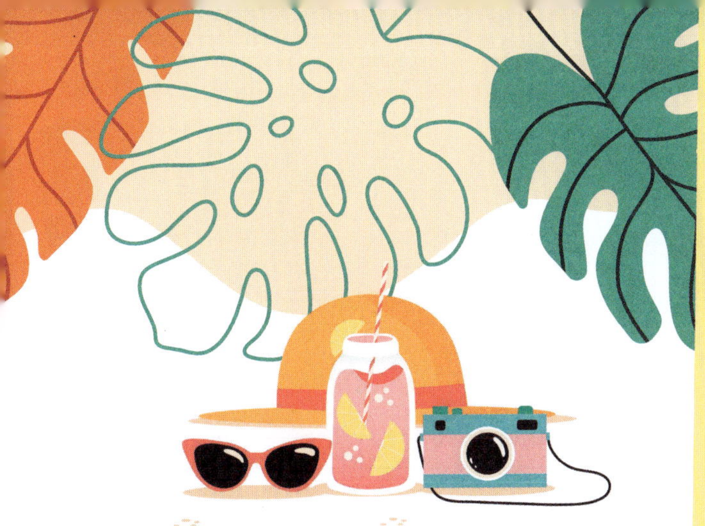

LE SAVIEZ-VOUS ?

C'est pour nous pousser à consommer des produits ultratransformés le matin que les industriels ont véhiculé l'idée que le petit déjeuner était un repas obligatoire – ce qu'il n'est pas. Edward Bernays, publicitaire de génie, a en effet été chargé par la Beech-Nut Packing Company de promouvoir le **petit déjeuner à base de céréales ultratransformées**, longtemps synonyme de petit déjeuner des champions, le seul qui assurerait l'énergie suffisante pour tenir jusqu'au repas suivant.

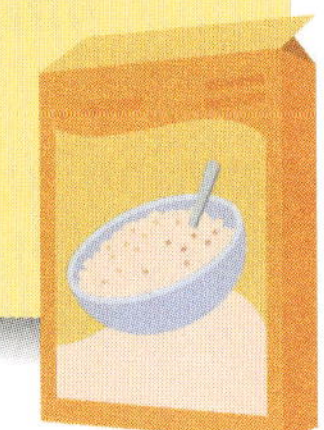

MOTS CROISÉS

Trouvez les mots correspondants aux définitions suivantes :

HORIZONTAL

1. Sucre d'origine végétale que l'on trouve dans la pomme.
2. Produit sucrant sans sucre.
3. Maladie favorisée par les produits ultratransformés qui augmente la tension.
4. Sucre élaboré à partir de maïs et chimiquement identique au glucose.

VERTICAL

A. Substance ajoutée à un produit.
B. Additifs destinés à parfumer les aliments.
C. Préparation d'un composé chimique à partir d'éléments.
D. Technique d'emballage qui soigne la présentation dans une perspective publicitaire.
E. Maladie favorisée par les produits ultratransformés qui se traduit par une élévation du taux de sucre dans le sang.

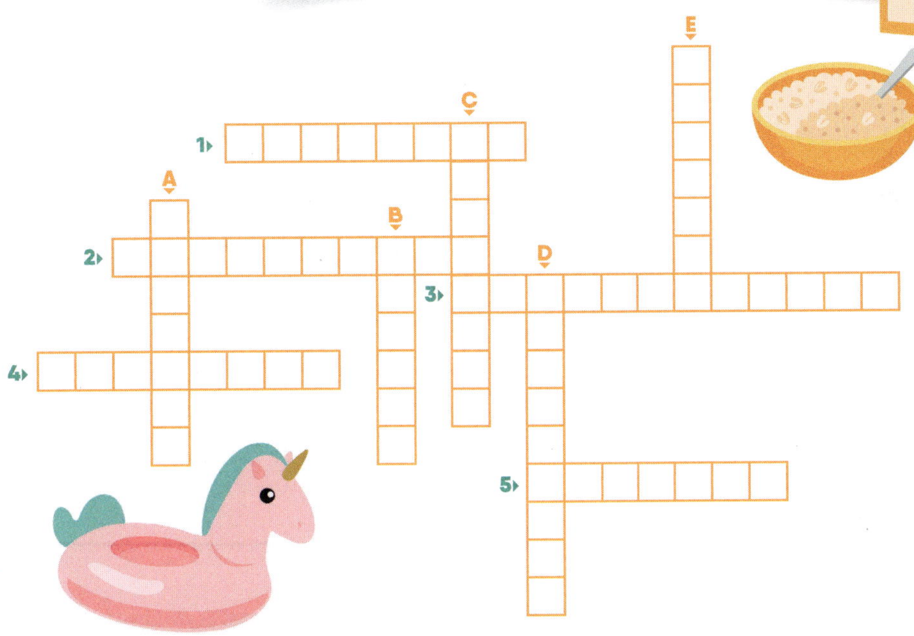

LABYRINTHE

Quel chemin mènera Léo au panier de légumes (et non au paquet de chips ou au jus de fruits industriel) ?

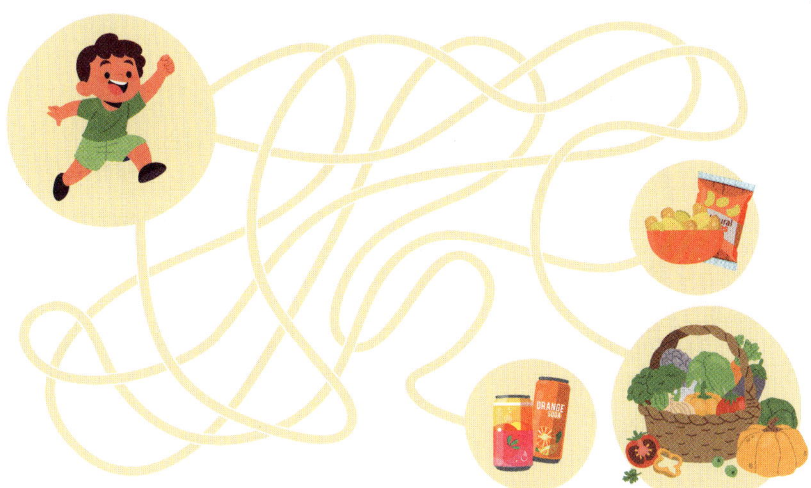

Le cerveau

Bien qu'à l'âge adulte, le cerveau pèse « seulement » 1,3 kilo, il est pourtant l'un des organes les plus complexes du corps humain. Il comprend environ 80 à 100 milliards de neurones, soit quasiment autant que le nombre d'étoiles dans la Voie lactée. Impressionnant, non ?

COMMENT FONCTIONNENT LES NEURONES ?

Les neurones sont un peu comme des messagers. Ils fonctionnent en transmettant des signaux électriques et chimiques d'un neurone à l'autre via ce qu'on appelle des synapses. Saurez-vous retrouver de quoi ils sont composés ?

GAINE DE MYÉLINE • DENDRITES • AXONE • NOYAU • SOMA

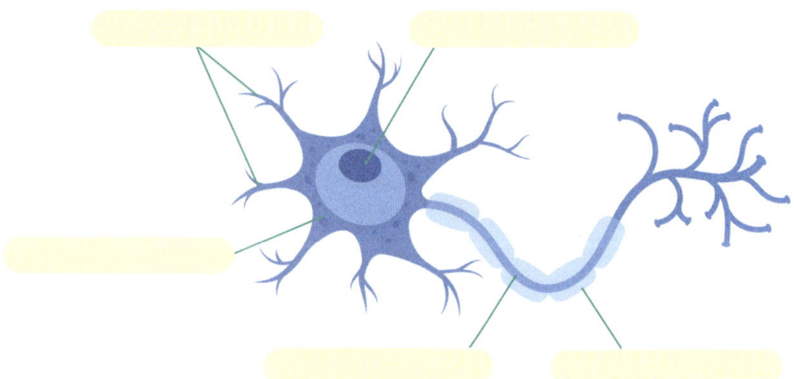

C'EST LOGIQUE !

Stimuler son cerveau permet, en plus de renforcer la mémoire, d'améliorer l'attention, la concentration et cela peut même prévenir certains troubles cognitifs. Alors continuons de faire travailler notre cerveau. Pour cela, tentez de compléter cette suite logique :

DNOSAJJ _ AMFJ

« OUBLIETTES »

... Comme dirait Hermione

Le cerveau est le lieu de stockage de notre fabuleuse mémoire. Pour être plus précis, quatre parties du cerveau sont associées à celle-ci, à savoir l'amygdale, l'hippocampe, le cervelet et le cortex préfrontal. Pour l'entraîner un peu, je vous propose ce petit jeu... Souvenez-vous bien de ces dessins. Une fois que vous aurez terminé les exercices suivants, vous pourrez passer au dernier encart de la page pour challenger votre mémoire.

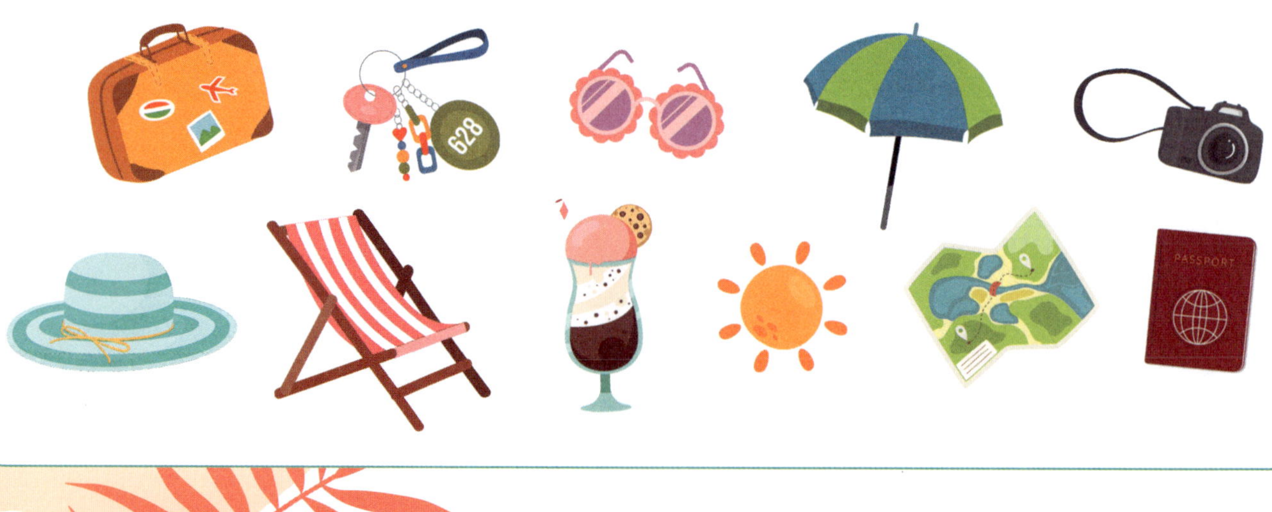

MOTS CROISÉS

Pour mieux connaître l'anatomie du cerveau, remplissez les cases à l'aide des définitions suivantes :

HORIZONTAL

1. Il en existe une immédiate et une à long terme ; elles sont toutes deux stockées dans le cerveau. On pourrait la comparer dans sa globalité à une bibliothèque interne.
2. Le lobe frontal est son siège, tout comme pour la parole et le langage. Il est l'inverse de l'intuition.
3. Cette glande, faisant la taille d'un petit pois, produit des hormones, comme l'ocytocine ou encore l'hormone de croissance.

VERTICAL

A. Le système limbique est en partie celui qui les centralise. Les enfants ont du mal à les réguler.

B. Il contribue à la coordination et la synchronisation des gestes, il permet aussi de garder l'équilibre. En entendant son nom, on pourrait croire qu'il s'agit d'un petit cerveau.

C. Ils transmettent les messages nerveux.

D. Aussi appelé matière grise, il s'agit d'un tissu organique qui recouvre les deux hémisphères du cerveau.

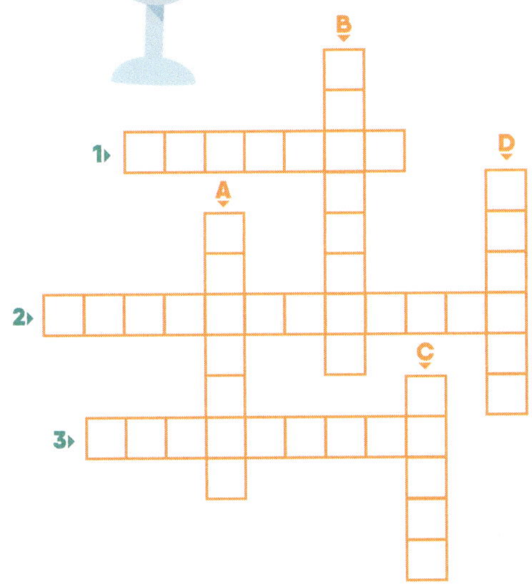

TROUVEZ L'INTRUS

Essayons sur cet exercice de raisonner un peu. Parmi les images suivantes, quel est selon vous l'intrus ?

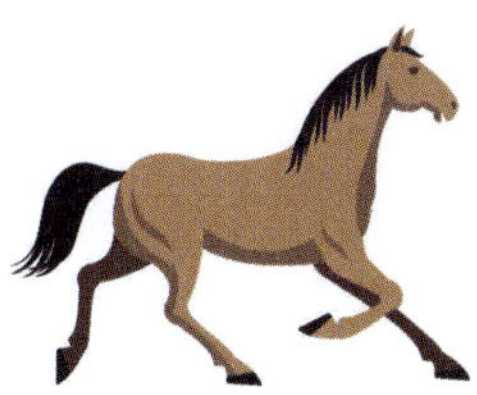
cheval

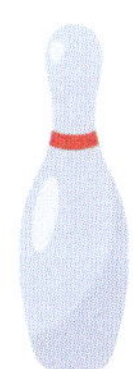
quille

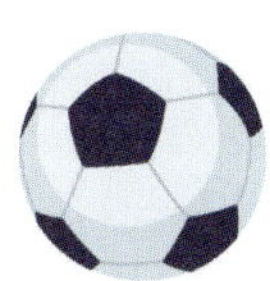
ballon

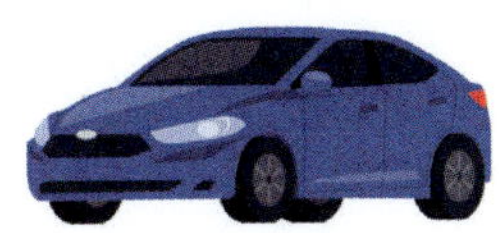
voiture

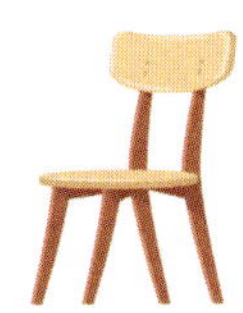
chaise

LE SAVIEZ-VOUS ?

Le cortex moteur nous permet de contrôler nos mouvements volontaires.

Il y en a un dans chaque hémisphère du cerveau, mais leur particularité c'est que chacun contrôle la partie opposée du corps. Pour faire simple, quand on souhaite lever notre jambe droite, c'est le cortex moteur situé à gauche de notre cerveau qui va donner l'ordre.

QUESTIONS SUR LE JEU DE MÉMOIRE

1. Au total, combien y avait-il d'illustrations ?

....

2. De quelle couleur étaient les fleurs autour des lunettes ?

....

3. Combien d'objets commençaient par un P ?

....

4. Quel numéro était affiché sur les clés ?

....

5. Quel symbole était apposé sur le passeport ?

....

Le pique-nique à la montagne

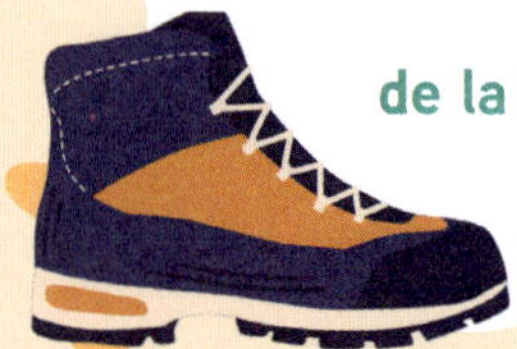

Passer une journée à la montagne est l'occasion de se ressourcer et de profiter de la beauté des paysages. Mais avant de partir à l'aventure et randonner des heures durant, il faut bien s'équiper. Il faudra aussi prévoir à manger pour la journée, parce que n'oublions pas que quand l'appétit va, tout va !

BIEN CHOISIR SON ÉQUIPEMENT

Partir en montagne pour une journée ou même parfois plusieurs jours, ça se prépare. Et avoir un équipement adapté à sa randonnée est essentiel pour éviter tout risque de blessures. Résolvez les anagrammes ci-dessous pour en savoir plus sur le choix des équipements.

1. Pour un bon maintien de la cheville :
   RHESUSSUCA SATUEH

2. Pour bien adhérer au sol :
   LELEMSSE CÉRNATSE

3. Au cas où il pleut :
   POCEU-NEVT ÉRMAIMBELPE

4. Ils permettent de soulager les articulations des genoux et d'économiser jusqu'à 25 % de fatigue musculaire :
   SOTNBÂ

5. Essentiel pour bien répartir le poids de son sac à dos :
   REBTLELES PDABATLAES

6. C'est elle qui porte le maximum de poids sur le sac-à-dos. Elle doit être large et matelassée :
   ENICUTER NRAVETLE

QUEL PIQUE-NIQUE EMPORTER ?

Qui dit journée montagne dit pique-nique. Mais pour être rassasié, vous pouvez mettre de côté les sandwichs industriels. L'intérieur d'un sandwich est rarement nutritif et ce qui vous cale, c'est surtout le pain. Analysons de plus près cette étiquette : saurez-vous retrouver les informations cachées ?

VALEURS NUTRITIONNELLES	
Valeurs moyennes pour	100 g
Énergie	778 kJ (soit 185)
 dont acides gras saturés	5,9 g 0,5 g
 dont sucres	23 g 3,1 g
alimentaires	2,8 g
Protéines	8,9 g
	1,2 g

Cet emballage contient une portion de 145g.

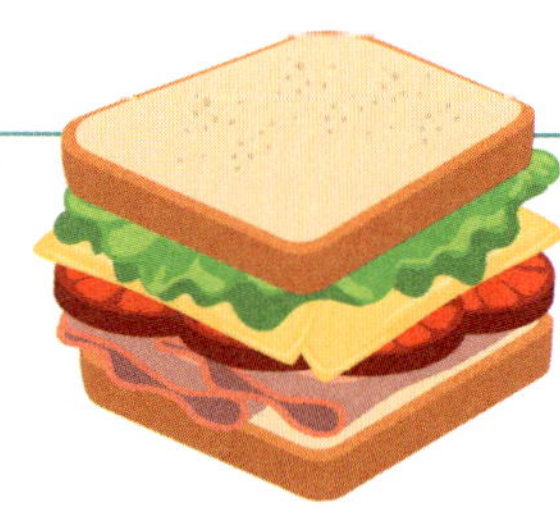

LE SAVIEZ-VOUS ?

L'origine du mot pique-nique n'est pas tout à fait définie. **Pour certains, il viendrait de l'anglais**, *pick* signifiant saisir et *nick* pourrait venir de *in the nick of time*, c'est-à-dire « à point nommé ». Pour d'autres, le mot pique-nique viendrait de piquer, dans le sens de picorer. Au XVIIe siècle, la « nique » désignait une « petite chose sans valeur ». L'idée est donc de **picorer des petites choses**, pour **un repas convivial** !

OH HISSE...

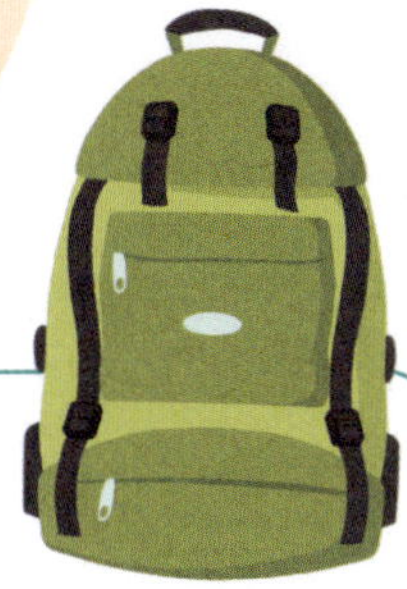

Pour partir randonner à la montagne, il faut être bien équipé. Entourez les objets indispensables à prendre dans son sac à dos lors d'une randonnée.

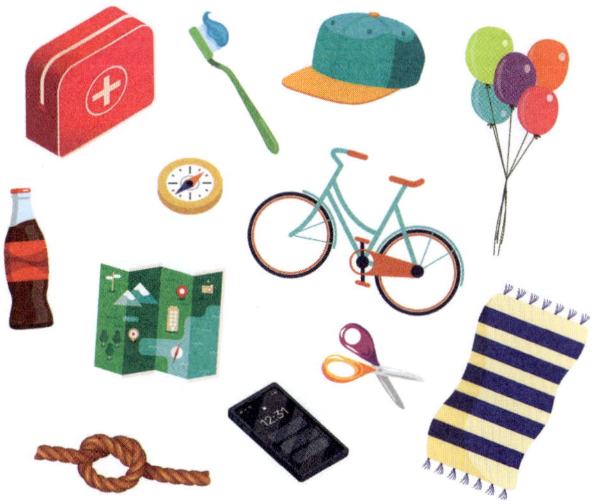

SE REPÉRER SANS BOUSSOLE ?

Si vous faites souvent du sport en montagne, vous avez sûrement dû apercevoir des balises inscrites sur votre chemin. Les couleurs diffèrent selon qu'il s'agit d'un itinéraire de grande randonnée ou de petite randonnée. Mais savez-vous à quoi ces balises correspondent ? Reliez les indications à leurs symboles.

Tourner à gauche •

Bonne direction •

Tourner à droite •

Mauvaise direction •

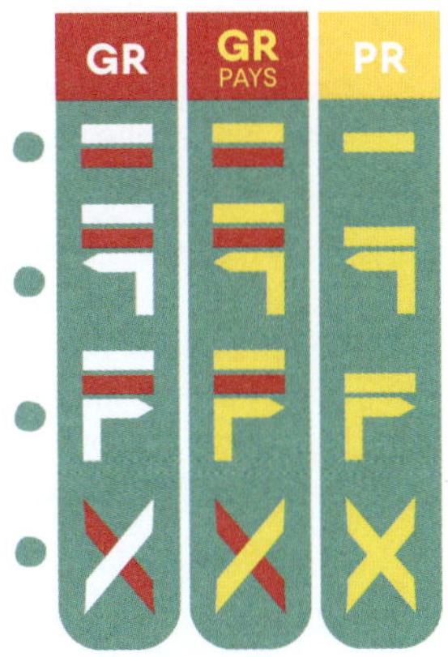

LABYRINTHE

J'ai faim ! Il est midi. Lolo, Zaza, Juju et Chacha randonnent dans la montagne et ils commencent à avoir le ventre creux. Qui sera le premier à dévorer le pique-nique ?

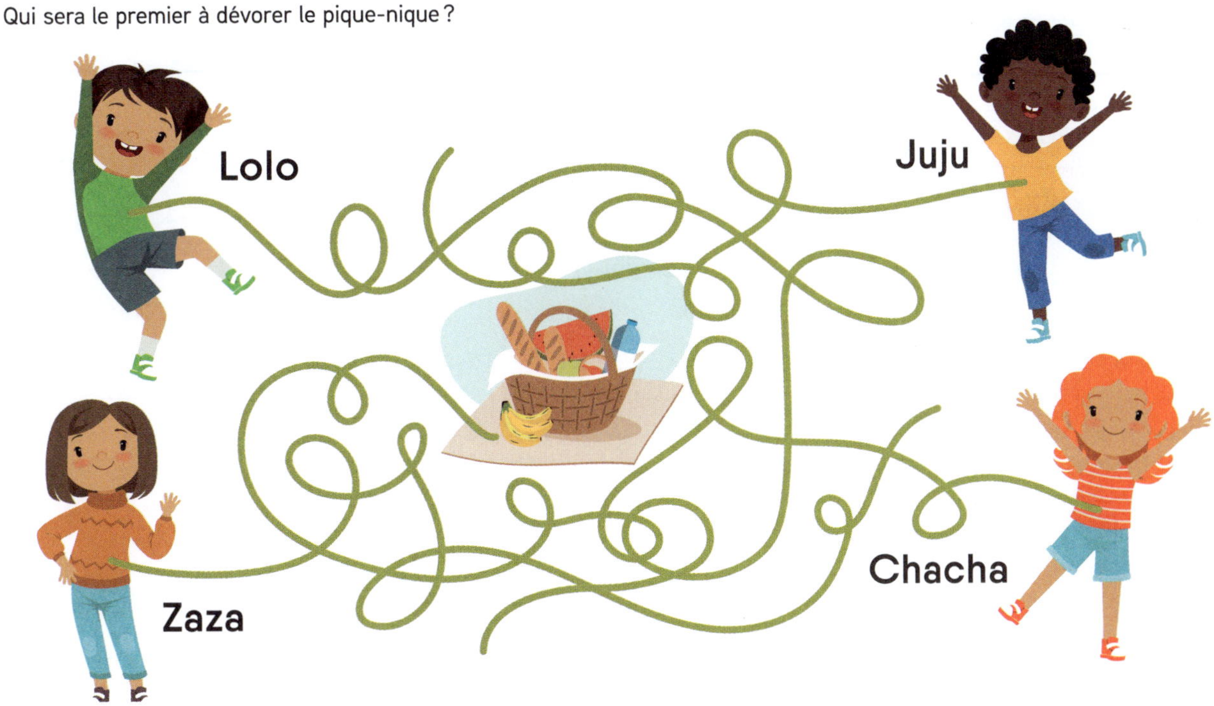

Les protéines

Avec les lipides et les glucides, les protéines sont indispensables au bon fonctionnement de notre organisme. Qui sont-elles ? D'où viennent-elles ? À quoi servent-elles ?

Commençons notre voyage au cœur des protéines...

VRAI OU FAUX ?

Testez vos connaissances sur les protéines en répondant au vrai/faux suivant :

1. Les protéines sont, avec les lipides et les glucides, une des trois grandes familles de macronutriments.
◯ VRAI ◯ FAUX

2. Les protéines assurent une seule et unique fonction : apporter de l'énergie aux muscles.
◯ VRAI ◯ FAUX

3. Les protéines ont un indice glycémique élevé, donc font grossir.
◯ VRAI ◯ FAUX

4. Toutes les protéines se valent.
◯ VRAI ◯ FAUX

5. Les champignons comestibles sont riches en protéines.
◯ VRAI ◯ FAUX

6. L'eau, du robinet ou en bouteille, ne contient pas de protéines.
◯ VRAI ◯ FAUX

CHERCHEZ L'INTRUS

Parmi ces aliments, deux ne comportent pas de protéines. Lesquels ?

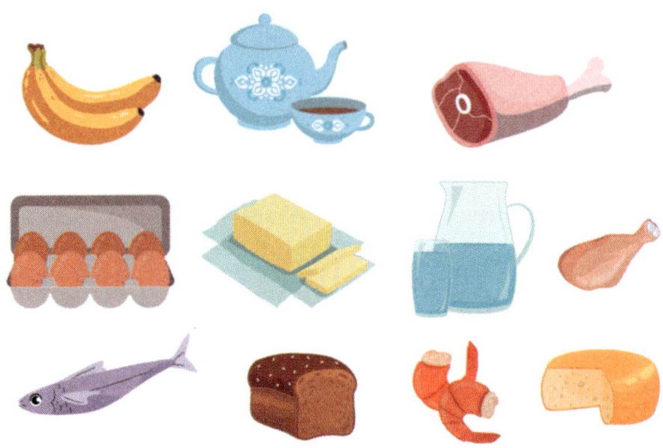

UN PEU DE MATHÉMATIQUES

Chaque aliment possède son pourcentage de protéines propre pour 100 grammes. Jouons avec les équivalences : je vous propose de ranger les aliments suivants par ORDRE CROISSANT de proportion de protéines pour 100 g.

☐ SOJA ☐ AMANDES ☐ BŒUF ☐ BLANC DE POULET
☐ NOIX ☐ PARMESAN ☐ CABILLAUD

Sachant que :

→ Les œufs et les lentilles contiennent 24 % de protéines soit 3 % de plus que les noix.
→ Les noix en contiennent 18 % de moins que le parmesan.
→ Le parmesan en contient 10 % de plus que le blanc de poulet.
→ Le blanc de poulet en contient 1 % de moins que le cabillaud.
→ Le cabillaud en contient 8 % de moins que le soja.
→ Le soja en contient 12 % de plus que le bœuf.
→ Le bœuf en contient 2 % de plus que les œufs et les lentilles et 6 % de plus que les amandes.

COLORIAGE : L'ASSIETTE PARFAITE

Laissez libre cours à vos envies et redonnez des couleurs à cette assiette parfaitement équilibrée :

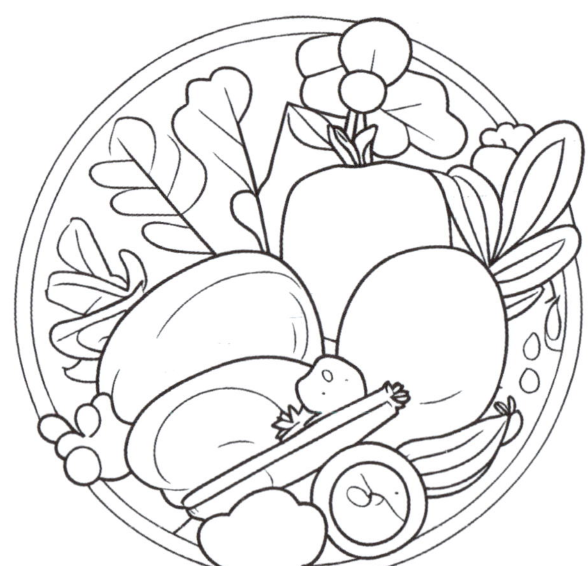

MOTS CROISÉS

Placez les mots suivants dans la grille ci-dessous d'après leurs définitions :

**ENZYMES • MACRONUTRIMENTS • RÉCEPTRICES
ANIMALES • STRUCTURELLES • ACIDES AMINÉS
MOTRICES • RÉGULATRICES • VÉGÉTALES • SENSORIELLES**

HORIZONTAL

1. Protéines qui permettent à la cellule de maintenir son organisation dans l'espace, et qui sont les constituants du cytosquelette, le squelette de la cellule.
2. Protéines majoritaires dans l'alimentation des pays industrialisés qui proviennent du lait, des œufs, du poisson et de la viande.
3. Qualifient les protéines qui proviennent des fruits et des légumes.
4. Unités de base constituant les protéines.
5. Protéines qui modulent l'activité d'autres protéines ou qui contrôlent l'expression des gènes.
6. Protéines qui détectent les molécules messagères et les autres signaux pour que la cellule agisse en conséquence.

VERTICAL

A. Protéines qui permettent aux cellules, aux organismes ou à certains éléments, comme les cils, de se mouvoir ou se déformer (par exemple, l'actine et la myosine permettent au muscle de se contracter).

B. Protéines qui détectent les signaux environnementaux, comme la lumière, et répondent en émettant des signaux dans la cellule.

C. Composés de l'alimentation qui fournissent de l'énergie à l'organisme sous forme de calories, dont les protéines font partie avec les lipides et les glucides.

D. Protéines qui jouent un rôle de catalyseur en accélérant les réactions chimiques pour répondre aux besoins de l'organisme.

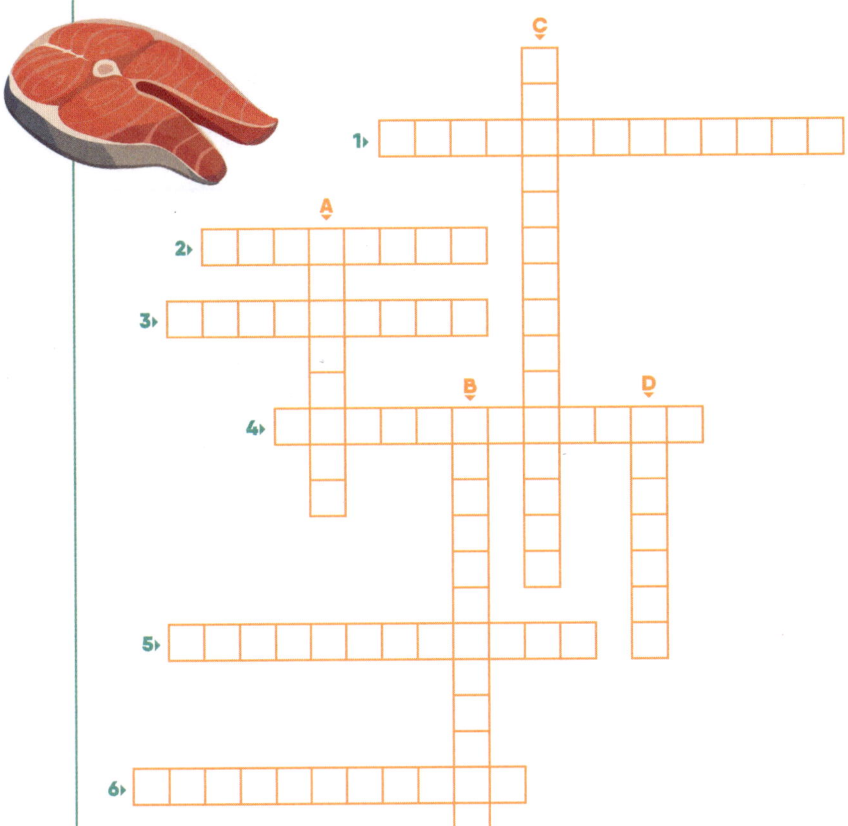

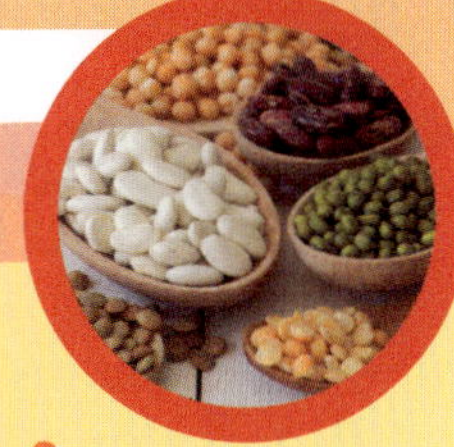

LE SAVIEZ-VOUS ?

Un régime végétarien riche en protéines, c'est possible !
Dans nos sociétés, les régimes végétariens non stricts, c'est-à-dire n'excluant pas les produits laitiers et les œufs, permettent d'assurer un apport protéique en quantité et en qualité satisfaisantes (soit, pour l'Agence nationale de sécurité sanitaire de l'alimentation (ANSES), en l'état actuel des connaissances, des apports entre 0,83 et 2,2 g/kilo/jour de protéines pour un individu adulte de moins de 60 ans). Cependant, pour obtenir une alimentation équilibrée en acides aminés à partir de protéines végétales, il est utile d'associer différents aliments végétaux : des graines de légumineuses (lentilles, fèves, pois, etc.) avec des céréales (riz, blé, maïs, etc.). **Quel que soit le régime alimentaire choisi, les protéines doivent représenter environ un quart de votre assiette** : poissons, viandes blanches comme le poulet ou la volaille, oléagineux comme les noix, les graines de courge, les graines de lin ou les amandes…

Les **maladies** de l'été

Alors que les rayons du soleil illuminent nos journées, rhume et angine ne sont souvent pas très loin, prêts à venir déstabiliser nos vacances. Pour éviter ce genre de maladies de l'été, quelques astuces simples sont à connaître. Avec cette double page, vous serez paré pour défier ces tracas estivaux.

LE SAVIEZ-VOUS ?

Sous la chaleur pesante de l'été, vous sentez peut-être que vos jambes sont plus lourdes que d'habitude. Cela peut s'expliquer car **lesvaisseaux sanguins se dilatent** quand il fait chaud ; le sang a donc plus de mal à remonter vers le cœur et va avoir tendance à stagner au niveau des jambes. **Petite astuce : passez de l'eau froide sur vos jambes pour favoriser votre circulation sanguine et ainsi limiter les douleurs !**

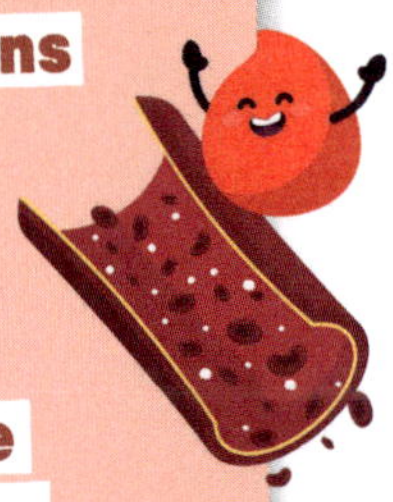

À LA LETTRE PRÈS

Aussi appelée diarrhée du voyageur, la tourista est un trouble du tube digestif causé, en général, par la consommation d'aliments ou d'eau contaminés. Elle peut être transmise par de nombreuses bactéries, comme *Escherichia coli* ou encore la salmonelle, mais aussi par des virus et parasites. Il faudra bien laver vos mains avant les repas pour limiter les risques de l'attraper. Pour découvrir les symptômes fréquents de la tourista, retrouvez les voyelles manquantes ci-dessous.

VMSSMNTS ....

DRRH ....

FVR ....

DSHDRTTN ....

NPPTNC ....

BLLNNMNT ....

SPSMS ....

CHOISIR LA BONNE RÉPONSE

Atchouuum ! De manière générale, les allergies sont de plus en plus fréquentes et elles concernent environ 25 % de la population française. Dès le printemps et jusqu'à la fin de l'été, c'est la rhinite allergique saisonnière, aussi appelée rhume des foins, qui est très présente. Choisissez les bonnes réponses dans ce texte pour en savoir plus.

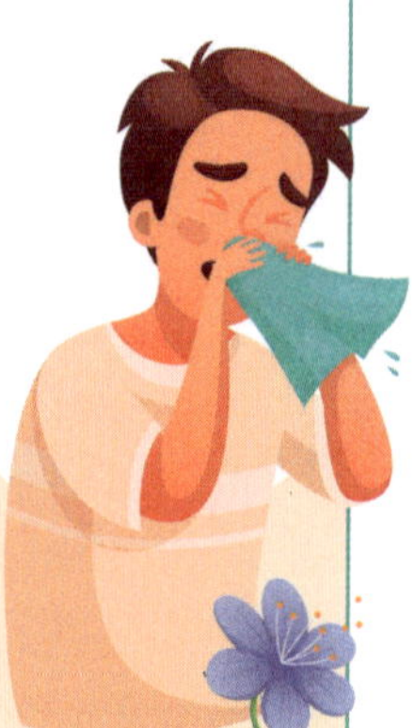

La rhinite allergique saisonnière est majoritairement causée par l'exposition **au pollen/à la poussière**. Elle se manifeste par un nez **qui coule/qui saigne**, une crise d'éternuement, des yeux qui grattent et parfois même avec **un chalazion/une conjonctivite**. Ces symptômes vont revenir de manière **cyclique/unique** à chaque saison et altéreront la qualité de vie de ceux qui en souffrent. Les anti-allergiques, ou **anti-inflammatoires/antihistaminiques**, sont à prendre le plus tôt possible, souvent **avant le début de la saison/quand les premiers symptômes apparaissent** et ce durant toute la période d'exposition.

Au-delà de ces médicaments, voici quelques gestes simples pour limiter les symptômes. Tout d'abord, prendre sa douche plutôt **le matin/ le soir** et se rincer les cheveux car les allergènes, comme le pollen, vont rester coincés sur votre cuir chevelu et se déposer sur l'oreiller. Aérer aussi vos pièces au moins **10 minutes/1 heure** par jour, de préférence avant le lever du soleil ou après son coucher. En cas de trajet en voiture, gardez bien vos fenêtres **ouvertes/fermées** pour éviter que les allergènes ne rentrent.

Et si vous souhaitez tenter la désensibilisation, il faut d'abord savoir à quel type de pollen vous êtes allergique. Vous pourrez ensuite vous faire désensibiliser en période dite froide, donc plutôt **à la rentrée/en début d'été**.

VRAI OU FAUX ?

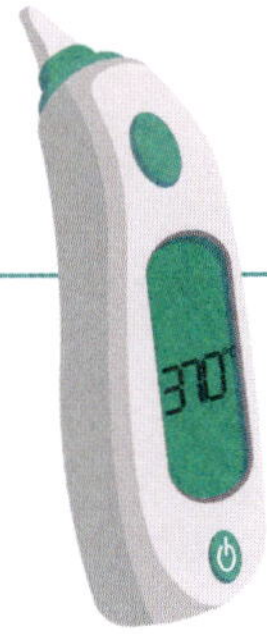

Commençons par un petit test pour savoir si vous connaissez vraiment les maladies de l'été. Pour cela, répondez à ce vrai/faux.

1. En été, l'eau gelée peut favoriser une angine.

◯ VRAI ◯ FAUX

2. L'exposition au soleil est l'un des principaux déclencheurs de l'herpès labial, aussi connu sous le nom de bouton de fièvre.

◯ VRAI ◯ FAUX

3. L'intoxication alimentaire est moins présente en été car les germes ont tendance à se développer moins rapidement quand il fait chaud.

◯ VRAI ◯ FAUX

4. La constipation peut être aggravée lors de fortes chaleurs.

◯ VRAI ◯ FAUX

5. Les verrues sont dues à des virus qu'on peut attraper à la piscine.

◯ VRAI ◯ FAUX

6. La conjonctivite peut être virale, bactérienne ou allergique. Dans tous les cas, elle est contagieuse.

◯ VRAI ◯ FAUX

RÉBUS

À l'aide du rébus, retrouvez une maladie de l'été que nous n'avons pas encore évoquée dans cette page.

ROUGE... OU VERT ?

Pour éviter de tomber malade ou de contaminer ses proches en été, quelques gestes simples sont à appliquer. Saurez-vous les retrouver ? Les bonnes réponses sont à colorier en vert et les mauvaises en rouge.

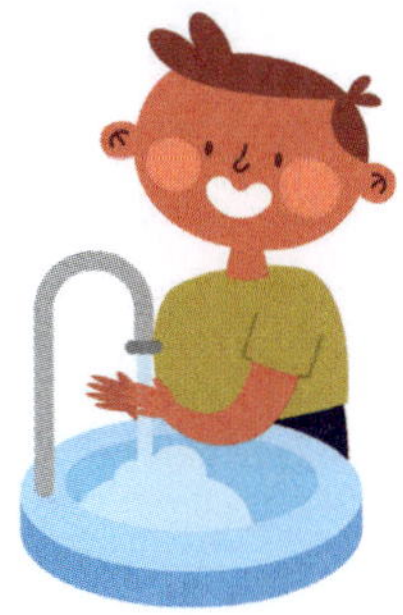

◯ **1.** Se laver les mains avant de manger

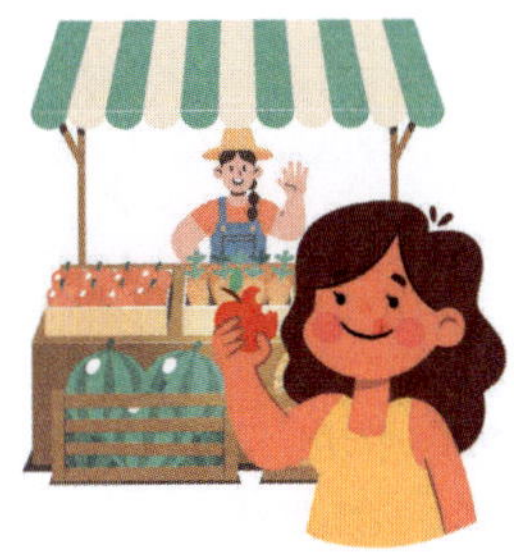

◯ **2.** Manger un fruit directement chez le marchand

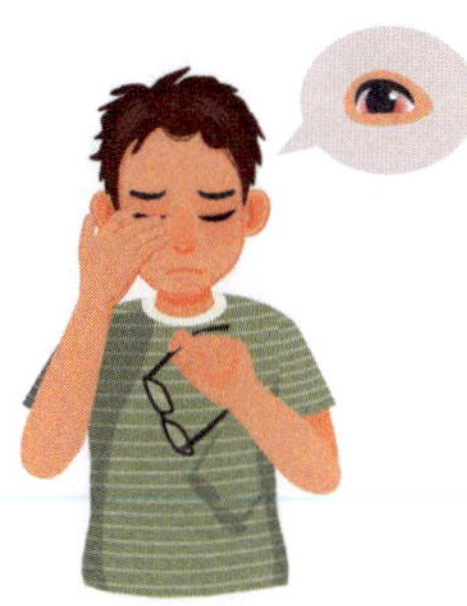

◯ **3.** Se gratter les yeux

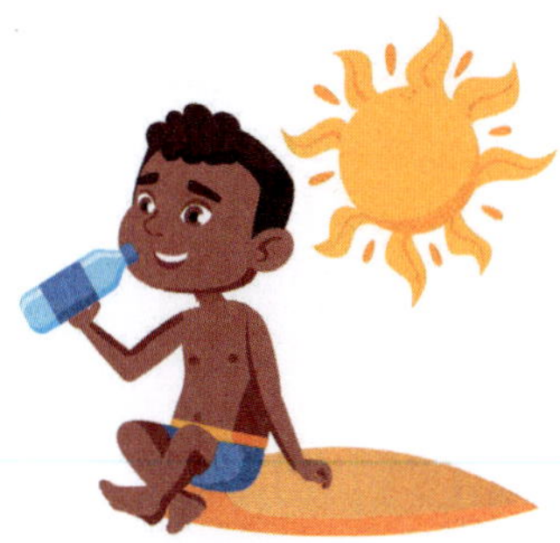

◯ **4.** Boire de l'eau à la plage sous le soleil, sans casquette ni crème solaire

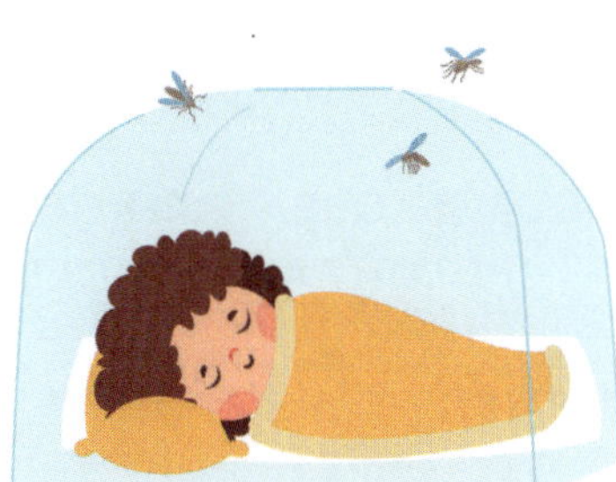

◯ **5.** Dormir avec une moustiquaire

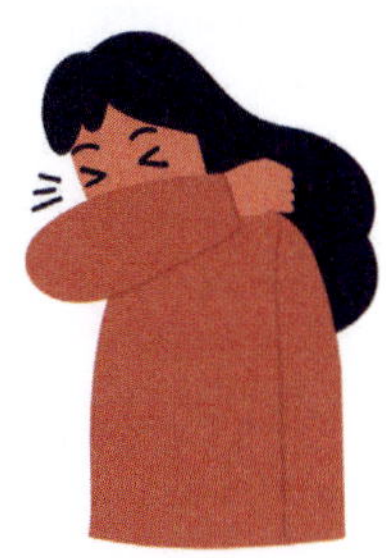

◯ **6.** Éternuer dans son coude

Le **foie** et les **intestins**

Se reposer, mais surtout bien manger et bien boire. Trois activités qui résument assez bien l'été d'une grande majorité des vacanciers. En attendant, nos intestins et notre foie peuvent en voir de toutes les couleurs ! Voici tout ce qu'il faut savoir sur ces organes essentiels à la digestion.

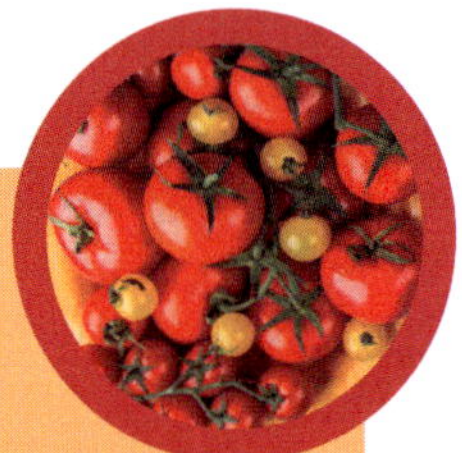

LE SAVIEZ-VOUS ?

Le foie adore les fibres, mais il aime aussi particulièrement les fruits et légumes rouges ou foncés, comme les tomates ou pastèques, qui contiennent du **lycopène**. Ce pigment est un antioxydant qui permet entre autres de protéger des maladies du foie, en empêchant notamment la prolifération de certaines bactéries inflammatoires.

VRAI OU FAUX ?

Le foie est un organe plein de surprises. Parmi ces huit affirmations sur le foie, trois sont fausses, lesquelles ?

1. Le foie est situé à droite en haut de l'abdomen, sous le diaphragme.
   ◯ VRAI ◯ FAUX
2. Il est le plus gros organe du corps humain.
   ◯ VRAI ◯ FAUX
3. Cet organe est composé de trois lobes.
   ◯ VRAI ◯ FAUX
4. Le foie est très vascularisé, il contient environ 5 % du volume sanguin total du corps.
   ◯ VRAI ◯ FAUX
5. Il est à mi-chemin entre le système digestif et le cœur.
   ◯ VRAI ◯ FAUX
6. Il a notamment pour rôle de transformer et stocker les sucres absorbés lors de l'alimentation.
   ◯ VRAI ◯ FAUX
7. Le foie permet également de réguler le taux de sucre dans le sang, aussi appelé glycémie.
   ◯ VRAI ◯ FAUX
8. La crise de foie est liée à un foie qui souffre.
   ◯ VRAI ◯ FAUX

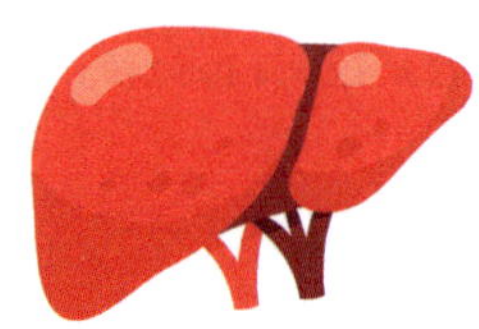

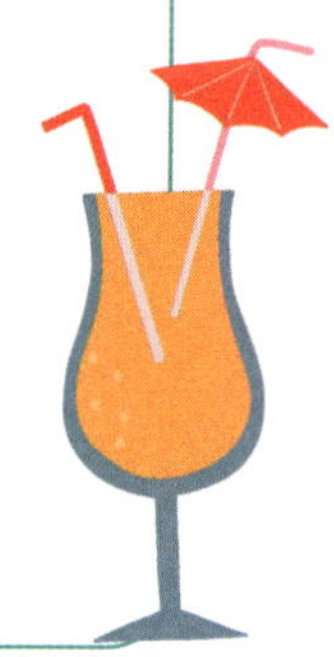

TEXTE À TROUS

Alcool et foie. En été, boire de l'alcool fait partie intégrante des habitudes, autour d'un barbecue ou lors d'une soirée tardive improvisée. Pourtant, sa consommation excessive peut présenter de nombreux dangers pour la santé, notamment pour le foie. Remplissez le texte à trous avec les propositions suivantes.

ACIDE ACÉTIQUE • IRRÉVERSIBLES • ALDÉHYDE • CIRRHOSE
HÉPATITE ALCOOLIQUE • CELLULES HÉPATIQUES

La consommation excessive d'alcool est connue pour être l'une des principales causes de maladies du foie. Elle peut par exemple mener à une ______________, qui est souvent asymptomatique. Toutefois, elle peut entraîner une ______________, qui est une inflammation conduisant à la perte des fonctions du foie, des dégâts qui sont ______________. En fait, lorsque vous consommez de l'alcool, votre foie travaille pour le détoxifier, en le transformant d'abord en ______________ puis en ______________ afin ensuite de l'éliminer de votre corps. Cependant, quand les quantités ingérées sont importantes et régulières, cela peut endommager les ______________, ce qui peut entraîner des maladies du foie. Alors on ne le répétera jamais assez, l'alcool ce n'est pas plus de deux verres par jour et pas tous les jours.

LE JEU DES OMBRES

Parmi les quatre organes suivants, saurez-vous identifier lequel est le foie ?
Exercice bonus : tentez de retrouver le nom des autres organes dessinés.

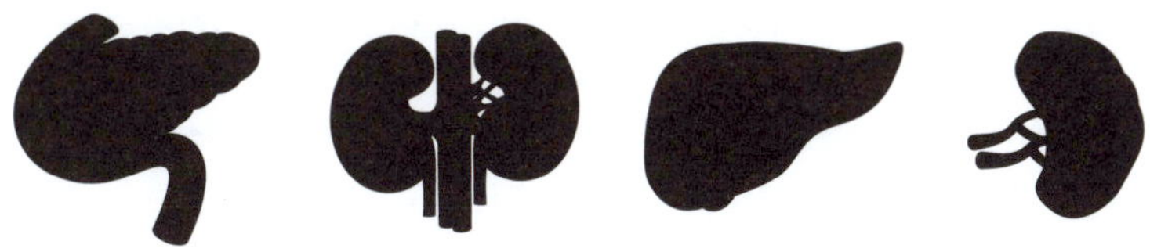

QUI FAIT QUOI ?

L'intestin grêle et le gros intestin sont deux composantes essentielles du système digestif humain, chacun avec des caractéristiques et fonctions distinctes mais complémentaires. Attribuez à chacune des affirmations suivantes : IG pour « intestin grêle » et GI pour « gros intestin ».

1. Il mesure environ 6 mètres de long chez l'adulte.

2. Les aliments non digérés passent par cet intestin.

3. La plus grosse partie de cet intestin est aussi appelée côlon.

4. C'est ici que sont absorbés les nutriments, dont les glucides, les lipides et les protéines.

5. L'absorption des nutriments se fait dans cet intestin, grâce aux dix millions de villosités intestinales.

6. C'est ici que sont formées les selles.

7. Le duodénum est le nom du premier segment de cet intestin. Il fait suite à l'estomac par l'intermédiaire du pylore.

8. Cet intestin permet la synthèse de certaines vitamines comme la vitamine K.

LE SAVIEZ-VOUS ?

Nos intestins sont aussi appelés deuxième cerveau. Et ce pour une raison bien précise : **les intestins possèdent, comme le cerveau, des neurones** ! Plus précisément, des centaines de millions de cellules nerveuses, qu'on appelle **le système nerveux entérique**, et contrairement aux autres organes de notre corps, notre intestin peut fonctionner de façon autonome.

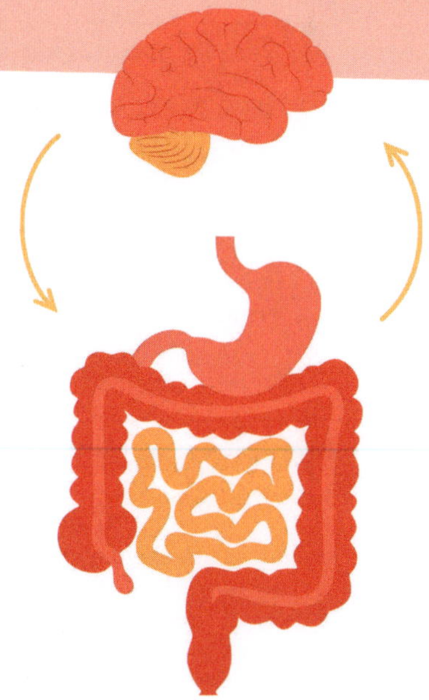

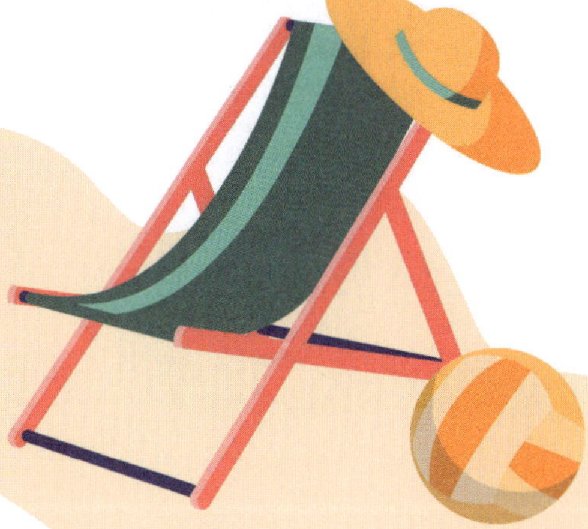

RÉBUS

Saurez-vous retrouver le mot qui se cache derrière ce rébus ?
Indice : Il abrite des milliers de milliards de micro-organismes, résidant principalement dans les intestins. D'ailleurs, il y en a autant que de cellules dans notre organisme tout entier !

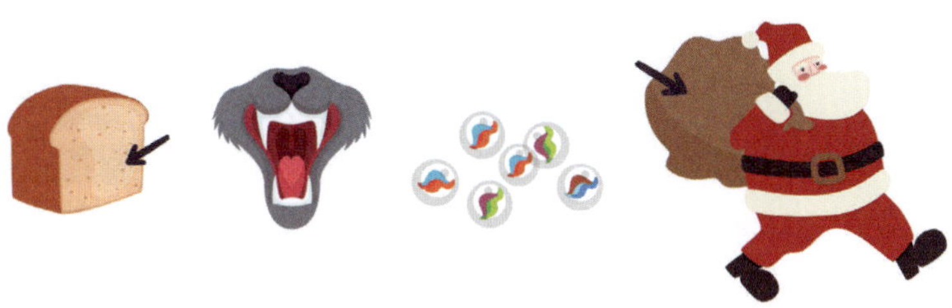

Fast-foods et sodas

Pizzas à emporter sur la plage, menu burgers-frites en famille, sandwichs triangles sur une aire d'autoroute, le tout arrosé d'un bon soda sans sucre bien frais… Qui n'a jamais craqué ? Pas moi ! Or nous savons bien que la nourriture des fast-foods n'est pas l'alliée de notre santé. Alors comment se faire plaisir sans risque ?

DO IT YOURSELF

Associez chaque trio d'aliments au plat dont il fait partie :

Purée d'avocat/Tortilla Filet de poulet grillé **1**	**A** Sandwich jambon-beurre
Pain brioché complet Steack haché/Tomate fraîche **2**	**B** Poutine québécoise
Filet de poulet/Chapelure Marinade maison **3**	**C** Hamburger
Pain complet/Beurre Jambon sans nitrite **4**	**D** Nuggets
Frites maison/Gruyère râpé Sauce brune maison **5**	**E** Tacos

CHARADE

MON PREMIER est une note de musique.

MON DEUXIÈME est synonyme de démarche, d'allure.

MON TROISIÈME peut être bonne ou mauvaise, tendre ou dure.

MON TOUT est l'hormone qui active le circuit de la récompense lorsque nous dévorons en moins de temps qu'il ne nous en faut pour le commander un menu burger-frites-soda d'une chaîne de fast-food.

…………………………………………

LABYRINTHE

Suivez le bon chemin et vous trouverez un excellent pique-nique maison sain et équilibré.

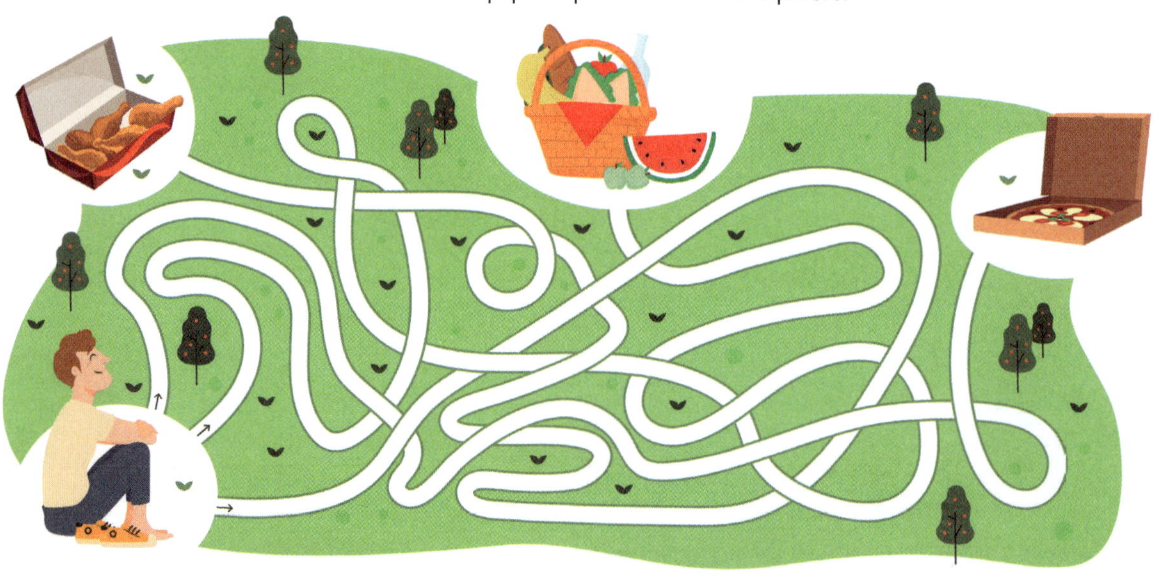

JEU DES 7 ERREURS

7 erreurs se sont glissées dans l'image de droite, censée être strictement identique à l'image de gauche. Saurez-vous les retrouver ?

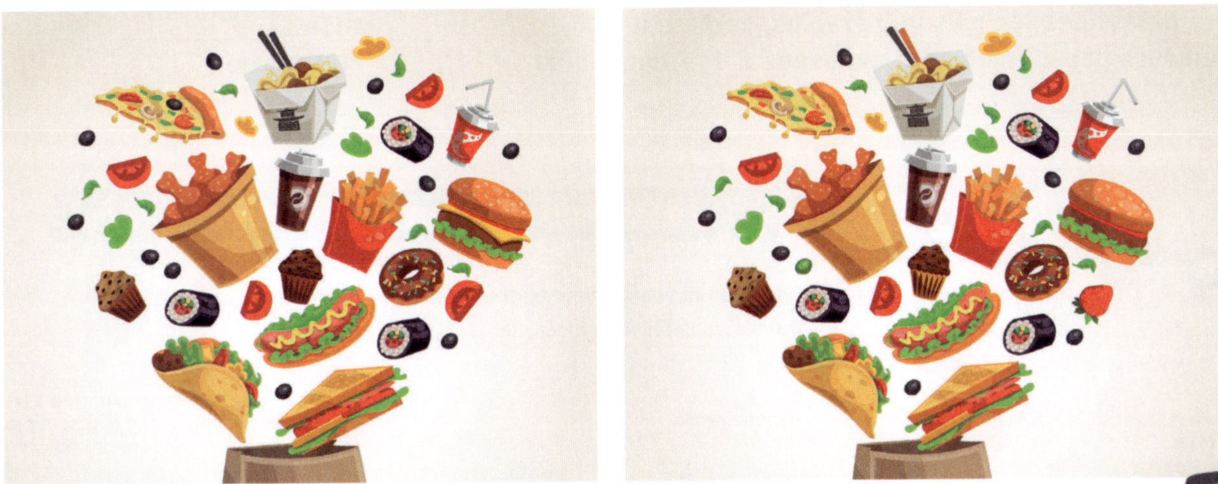

VRAI OU FAUX ?

Testez vos connaissances sur les sodas et devenez acteur de votre santé.

1. Un soda est obligatoirement une boisson gazeuse.
   ◯ VRAI ◯ FAUX
2. En cas de gastro-entérite, il est conseillé de boire un soda gazeux de type cola.
   ◯ VRAI ◯ FAUX
3. Préférez les sodas sans sucre, meilleurs pour la santé que les sodas sucrés.
   ◯ VRAI ◯ FAUX
4. Boire des boissons sucrées très fraîches plutôt qu'à température augmente notre envie d'en boire.
   ◯ VRAI ◯ FAUX
5. Boire des boissons sucrées gazeuses augmente le risque de développer des maladies cardio-vasculaires
   ◯ VRAI ◯ FAUX
6. Boire des sodas donne faim.
   ◯ VRAI ◯ FAUX
7. Boire des sodas fatigue.
   ◯ VRAI ◯ FAUX
8. Boire des sodas aide à mieux digérer.
   ◯ VRAI ◯ FAUX

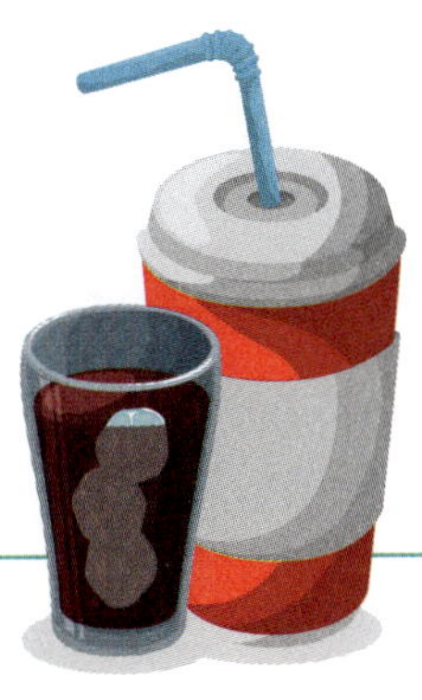

LE SAVIEZ-VOUS ?

Pourquoi avons-nous faim quelques heures seulement après avoir mangé dans un fast-food ? **La faute à l'index glycémique !** Un aliment avec un index glycémique élevé est responsable d'une libération rapide et brutale du sucre qu'il contient dans notre tube digestif. C'est le cas du pain, des frites et du soda des fast-foods. En réponse, notre pancréas va libérer une grande quantité d'insuline pour faire baisser ce taux de sucre. **Cette libération brutale et importante d'insuline est responsable d'une baisse tout aussi brutale de la glycémie quelques heures après**. Cette baisse brutale est considérée par notre cerveau comme un manque et c'est à ce moment-là que nous aurons faim.

Chaleur & canicule

« Il fait chauuuud ». L'été peut être un véritable cauchemar pour ceux qui n'aiment pas la chaleur. Les personnes les plus vulnérables, comme les jeunes enfants et les personnes âgées, sont d'ailleurs particulièrement exposées à des risques de déshydratation ou de coup de chaleur.

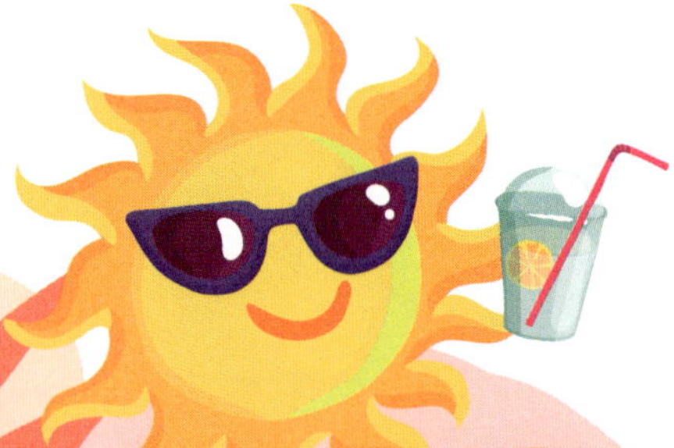

QUI SUIS-JE ?

Je suis invisible, mais on me sent après un effort soutenu. Je suis salée, parfois un peu gênante, mais je suis le signe que le corps travaille dur. Quand le soleil brille, je suis présente sur tous les fronts. Qui suis-je ?

ASSOCIER LES TROUBLES DE L'ÉTÉ AVEC LEUR DÉFINITION

Reliez le nom des différents troubles dus au soleil ou à la chaleur, avec leurs définitions médicales.

Hyponatrémie	Suite à une exposition prolongée à la chaleur, elle entraîne une augmentation très élevée de la température du corps
Insolation	Lésion cutanée causée par l'exposition aux rayons de soleil
Brûlure au 1er degré	Apport excessif d'eau par rapport au sodium (sel)
Choc thermique	Contractures musculaires graves dues à un effort intense sous d'extrêmes chaleurs
Crampe de chaleur	Réaction du corps à un brusque changement de température

DANS LE BON ORDRE

L'urine est un très bon indicateur, en cas de canicule par exemple, pour savoir si une personne est assez hydratée. Rangez ces différents pots d'urine du plus hydraté au moins hydraté.

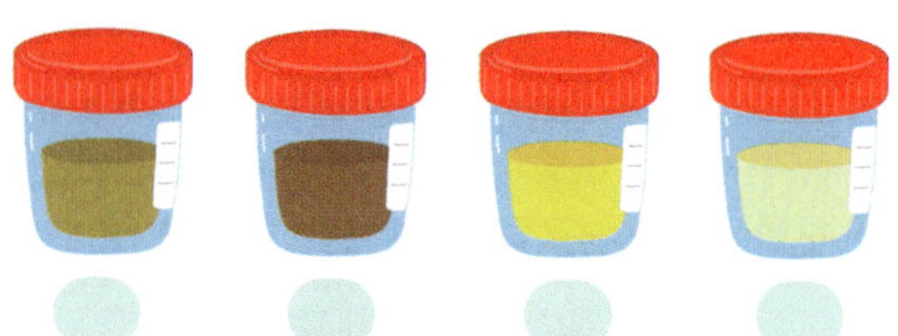

LE SAVIEZ-VOUS ?

Chaque personne supporte la chaleur de façon différente puisque les phénomènes d'adaptation sont propres à chacun. L'adaptation géographique constitue l'un de ces facteurs. Dans le cas où vous seriez issu d'une famille ayant vécu dans des climats chauds, certaines caractéristiques physiologiques ont été modifiées avec le temps pour s'adapter, comme le taux de mélanine dans la peau par exemple. Mais la génétique joue aussi un rôle puisque ce sont nos gènes qui déterminent notre seuil de tolérance à la chaleur.

MOTS CROISÉS

Remplissez les cases à l'aide des définitions suivantes :

HORIZONTAL
Lorsqu'il fait chaud, ils sont **recommandés** :

1. Il s'agit d'une boisson chaude qui peut être à la menthe ou encore au jasmin.
2. Il vaporise de l'eau, c'est rafraîchissant !
3. C'est l'absorption de l'eau par le corps humain, elle est d'ailleurs essentielle toute l'année.
4. Fruit vert allongé aux fleurs jaunes, composé à 90 % d'eau.
5. Allongée ou cœur-de-bœuf, elle est très hydratante par sa forte teneur en eau.
6. Objet utile pour rafraîchir une pièce mais la nuit, il peut assécher la gorge.

VERTICAL
Lorsqu'il fait chaud, ils sont **déconseillés** :

A. Elle fait référence au fait d'être directement soumis à la lumière du soleil, elle est d'ailleurs déconseillée aux heures les plus chaudes.
B. Lorsque l'on ressent cette sensation en bouche, c'est que l'on est déjà déshydraté (être...).
C. Bien que succulente (mais très sucrée), sa digestion entraîne une augmentation de la température corporelle.
D. Type de boisson très souvent consommé à l'heure de l'apéritif mais, étant diurétique, il n'est particulièrement pas adapté aux fortes chaleurs.
E. Adjectif qualifiant les substances augmentant la sécrétion urinaire.
F. Activité physique exercée par plaisir (ou pas...) mais peu recommandée sous de fortes chaleurs.

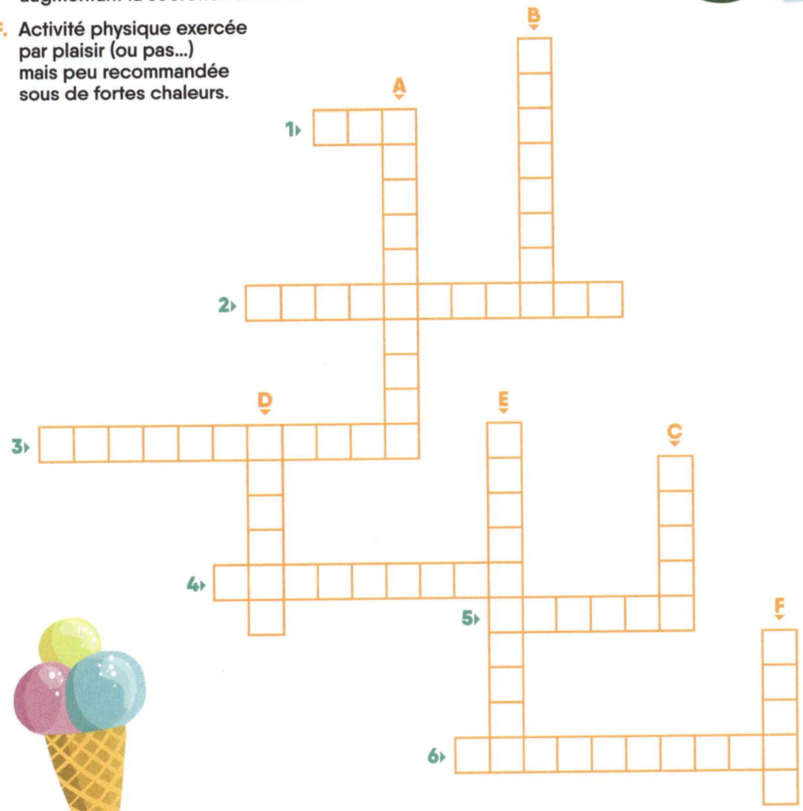

ÉTAPE PAR ÉTAPE

La cause la plus fréquente du saignement de nez est l'épistaxis essentielle. Or, l'exposition au soleil est l'un des facteurs qui favorise cette hémorragie. Remettez dans l'ordre, en numérotant de 1 à 6, les étapes à suivre pour arrêter le saignement.

- Se faire poser des mèches hémostatiques
- Pencher la tête en avant
- Aller aux urgences
- Si le saignement persiste, recommencer en suçant un glaçon
- Se moucher le nez pour évacuer les caillots
- Pincer fort son nez avec son pouce et son index pendant 10 minutes

La baignade

Se baigner en été est une activité rafraîchissante, qu'il s'agisse d'un bain en mer, en piscine, ou même dans un lac. La natation est d'ailleurs un sport aux multiples bienfaits. Mais attention, la différence de température entre l'eau et l'extérieur ou les risques de noyade peuvent parfois écourter les vacances.

LABYRINTHE

Isabelle est une plongeuse hors pair. Mais pour une fois, plutôt que de passer des heures à admirer les poissons, elle aimerait découvrir l'île qui se trouve à la surface de l'eau. Pour l'aider, tracez le chemin qui lui permet d'atteindre son objectif.

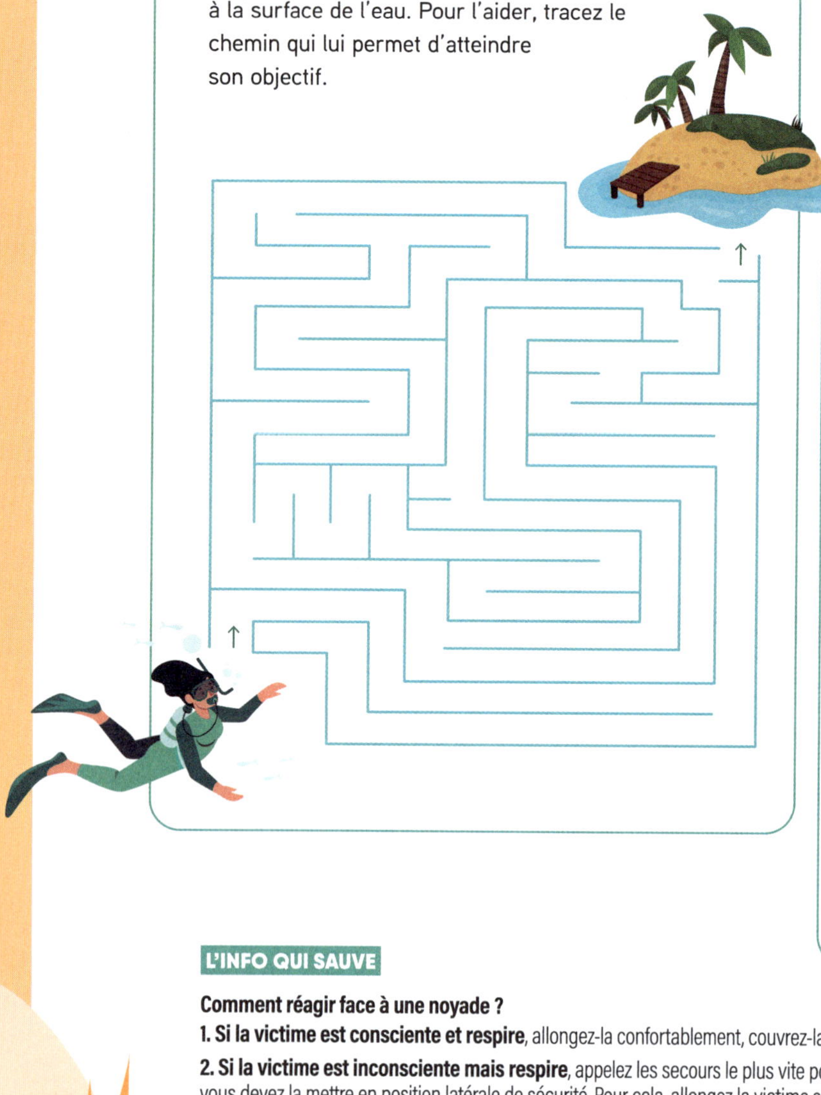

PAR OÙ PASSE L'AIR DANS NOTRE CORPS ?

On recense environ 1000 noyades mortelles par an. Mais que se passe-t-il dans notre corps lorsqu'on se noie et surtout, comment réagir ? Reprenons d'abord le trajet habituel de l'air. Pour cela, remplissez le dessin suivant :

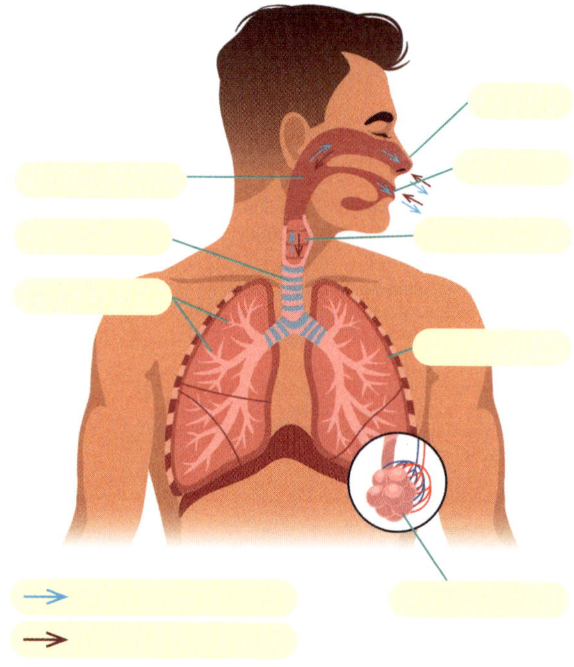

PHARYNX • BOUCHE • LARYNX • NEZ
BRONCHIOLES • TRACHÉE • POUMON
ALVÉOLES • AIR INSPIRÉ • AIR EXPIRÉ

L'INFO QUI SAUVE

Comment réagir face à une noyade ?

1. Si la victime est consciente et respire, allongez-la confortablement, couvrez-la et appelez les secours pour qu'elle soit examinée.

2. Si la victime est inconsciente mais respire, appelez les secours le plus vite possible. En attendant leur arrivée et si la victime respire normalement, vous devez la mettre en position latérale de sécurité. Pour cela, allongez la victime sur le dos, pliez la jambe la plus proche de vous en angle droit et tournez délicatement la victime sur le côté en ouvrant sa bouche pour faciliter l'écoulement des liquides. Vérifiez régulièrement sa respiration, jusqu'à l'arrivée des secours.

3. Si la victime est inconsciente et ne respire pas normalement ou plus du tout, demandez à quelqu'un d'appeler les secours et commencez immédiatement le massage cardiaque.

AFFIRMATIONS ERRONÉES

Se dandiner sur la plage pour bronzer et se reposer, c'est bien, mais faire du sport, c'est mieux ! Et quoi de mieux que de piquer une tête pour nager un peu ? Que ce soit à la piscine ou à la mer, la natation est un sport complet qui apporte de nombreux bienfaits. Parmi les propositions suivantes, barrez celles qui vous semblent fausses.

1. "La natation est déconseillée chez les femmes ménopausées."
2. "Nager permet de limiter les risques de maladies cardio-vasculaires."
3. "Ce sport apaise les douleurs liées à l'arthrite et à l'arthrose et renforce les articulations."
4. "La natation peut être pratiquée jusqu'à 75 ans maximum, sinon il provoque des douleurs au dos."
5. "Il ne faut pas faire de natation quand on est asthmatique."
6. "Faire de la natation peut avoir un impact positif sur la santé mentale."
7. "La natation est un sport complet qui permet de muscler de nombreuses parties du corps."

LE SAVIEZ-VOUS ?

On connaît tous une personne dans notre entourage qui **rentre dans l'eau progressivement**, en commençant par se **mouiller les bras et la nuque**. C'est d'ailleurs peut-être vous, qui lisez ce cahier de vacances ? Eh bien croyez-le ou non, vous avez raison ! Ce qui provoque l'**hydrocution**, c'est le changement brutal entre la température extérieure et celle de l'eau froide. Il faut donc rentrer dans l'eau doucement et vous mouiller petit à petit les différentes parties du corps pour éviter ce choc thermique.

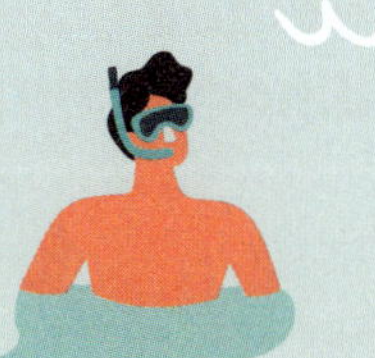

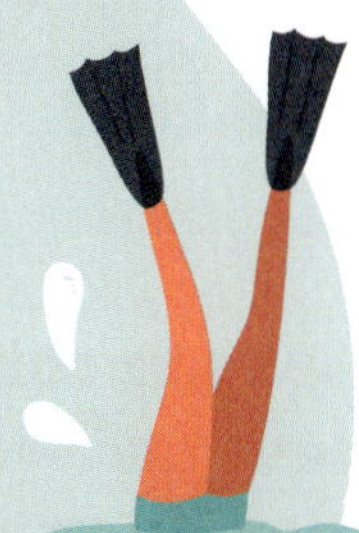

QUAND PEUT-ON SE BAIGNER EN MER ?

Avant de partir vous baigner en mer, prêtez bien attention à la couleur des drapeaux qui sont installés sur les plages. Ils donnent des indications indispensables sur les conditions de baignade. Saurez-vous justement lier les drapeaux à leur signification ?

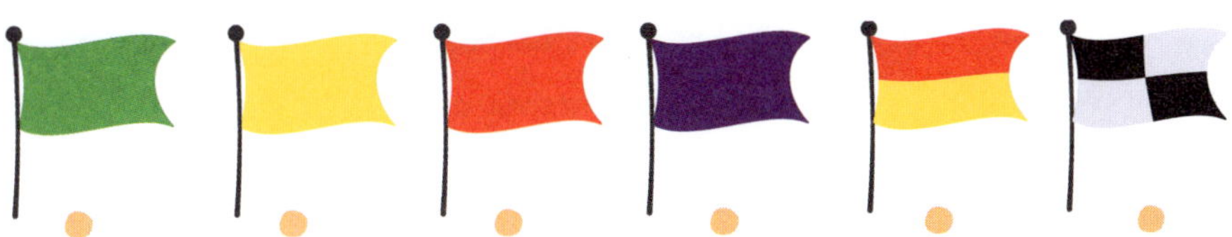

- Baignade interdite et dangereuse
- Zone de pratiques aquatiques et nautiques
- Baignade interdite (pollution / espèces spécifiques)
- Baignade surveillée à certains horaires
- Baignade autorisée et surveillée
- Baignade dangereuse mais surveillée

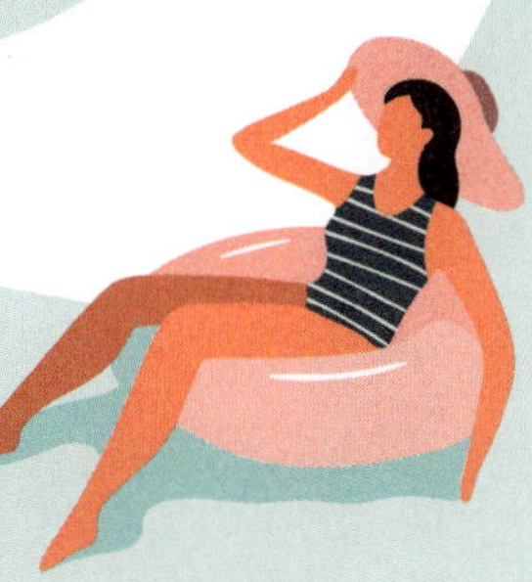

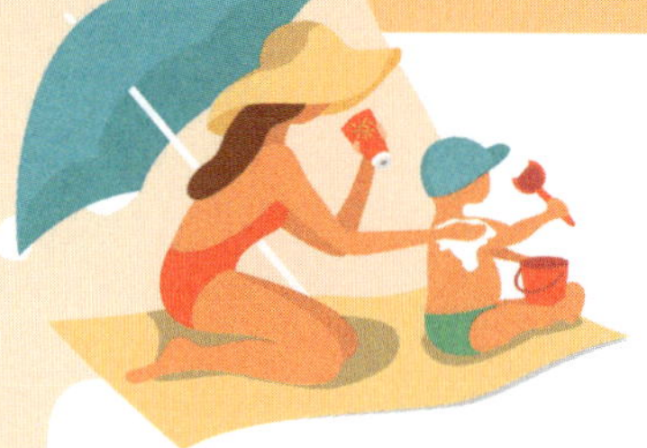

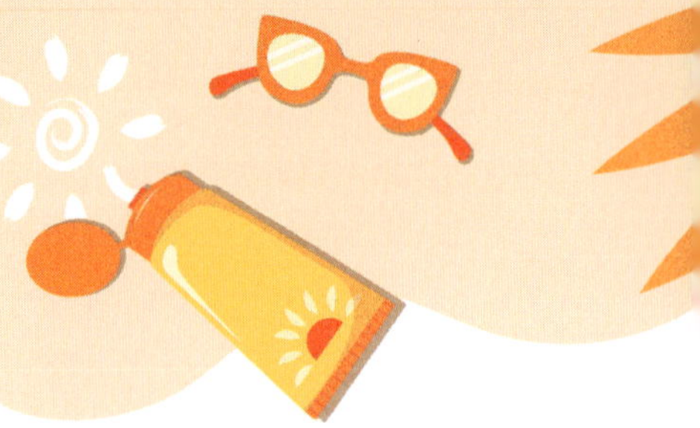

La peau

La peau est un des grands sujets de préoccupation des Français : comment en prendre soin, la protéger, la soigner… Qu'elle soit sèche ou grasse, à problèmes ou mature, atopique ou juste sensible, nous devons la chouchouter. Car cet organe de plus de 2 000 milliards de cellules est notre meilleur rempart contre les agressions extérieures.

LE SAVIEZ-VOUS ?

Allez au sauna pour vivre plus longtemps !

L'utilisation répétée des saunas permettrait au corps de s'adapter à des changements importants de température grâce à **un phénomène biologique connu sous le nom d'hormésis**, responsable d'une cascade de mécanismes protecteurs, notamment contre le stress oxydatif. Ainsi, l'exposition à la chaleur de façon brève et intense améliorerait le système de réparation des protéines et permettrait une meilleure régulation des facteurs pro et anti-inflammatoires dans l'organisme. **L'exposition intense à la chaleur favorise en effet la production de protéines qu'on appelle protéines de choc thermique**, indispensables à la survie de l'espèce et associées à la longévité humaine.

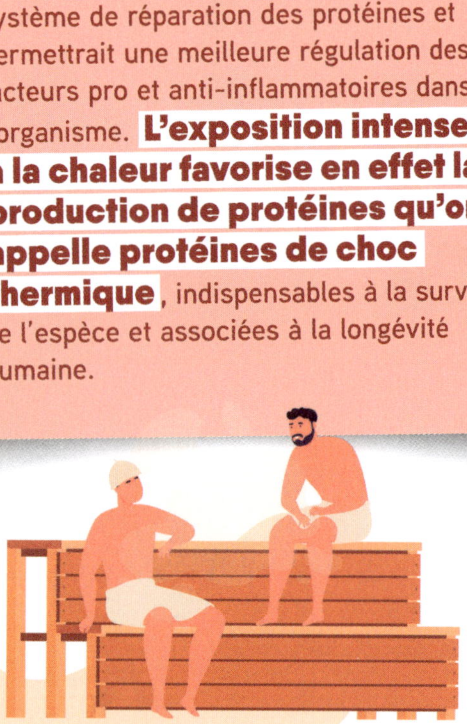

PHRASES À CHOIX MULTIPLES

Faites votre choix et trouvez la bonne réponse pour chacune des huit phrases suivantes :

La peau est **un organe/un système.**
La surface totale de la peau d'un humain adulte oscille entre **0,4 et 0,8 mètre carré/1,5 à 2 mètres carrés**.
La peau est un **régulateur thermique/stimulateur d'énergie** hors pair.
La peau synthétise **la vitamine C/la vitamine D**.
La peau joue un rôle essentiel **dans la protection contre les agressions extérieures/dans la production de calcium**.
Le sommeil/le soleil participe au processus de cicatrisation et de réparation cellulaire.
Le psoriasis/le vitiligo – aussi appelé leucodermie ou achromie – est une maladie chronique de l'épiderme, qui se caractérise par des taches blanches (leucodermie) sur la peau et parfois par une dépigmentation des poils (leucotrichie).
Pour préserver le microbiote cutané, il est conseillé **de prendre une douche tous les jours/de ne pas prendre de douche tous les jours**.

ANAGRAMMES : ILS ONT DONNÉ LEURS NOMS

Résolvez les quatre anagrammes suivantes et vous trouverez le nom de quatre grands médecins qui ont donné leurs noms à quatre éléments constitutifs de la peau dont les propriétés sont essentielles au bon fonctionnement de notre corps.

1. CAIPIN :
2. GHLANERNAS :
3. MIRENESS :
4. RIFIFUN :

SCHÉMA À COMPLÉTER

Rien de tel qu'une belle coupe pour avoir les idées claires !
Placez sur le schéma ci-dessous chacun des dix termes suivants :

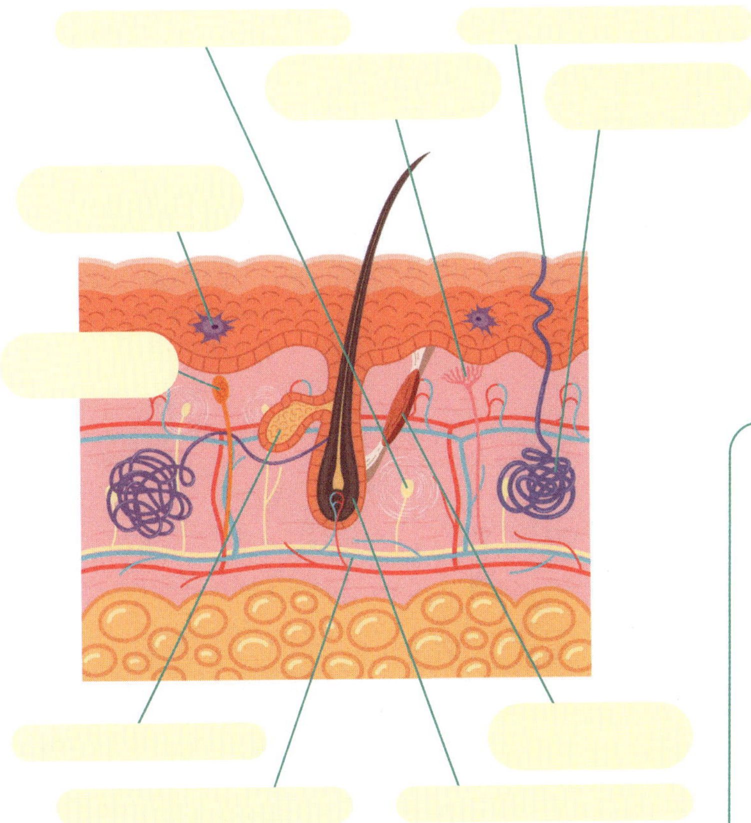

CELLULE DE LANGERHANS : présente dans les micro-organismes et molécules toxiques du système immunitaire.
FOLLICULE PILEUX : produit les cellules kératisées du poil.
GLANDE SUDORIPARE : sécrète la sueur.
CORPUSCULE DE MEISSNER : récepteur du toucher.
GLANDE SÉBACÉE : sécrète le sébum.
VAISSEAUX SANGUINS : irriguent le derme.
MUSCLE ÉRECTEUR : redresse le poil.
CORPUSCULE DE PACINI : récepteur des vibrations.
PORE SUDORIPARE : évacue la sueur.
CORPUSCULE DE RUFFINI : récepteur de la chaleur.

COMMENT DIT-ON...

Saurez-vous associer le mot et la langue dans laquelle il est écrit ?

1. Anglais	**A.** Koža
2. Basque	**B.** Craiceann
3. Croate	**C.** Skóra
4. Irlandais	**D.** Skin
5. Polonais	**E.** Larruazala

CLASSEZ DU PLUS CLAIR AU PLUS FONCÉ

L'Institut national du cancer (INCa) a adopté la classification de Fitzpatrick, selon laquelle il existe six phototypes correspondant à six types de peaux et couleurs de cheveux. Saurez-vous les ranger du plus sensible au plus résistant aux rayons du soleil ?

- Une peau claire mate et des cheveux et yeux bruns ou noirs. Les coups de soleil sont rares. La peau bronze bien, d'un brun foncé.
- Une peau très foncée, des cheveux et des yeux noirs. Les coups de soleil sont très exceptionnels.
- Une peau claire, des cheveux blond roux à châtains et des yeux clairs à bruns avec parfois des taches de rousseur. Les coups de soleil sont fréquents, la peau bronze à peine ou très lentement.
- Une peau mate, des cheveux et des yeux noirs. Les coups de soleil sont rares, la peau bronze beaucoup.
- Une peau très blanche, des cheveux blonds ou roux et des yeux bleu-vert avec souvent des taches de rousseur ou éphélides. Les coups de soleil sont systématiques, la peau ne bronze jamais et rougit toujours.
- Une peau intermédiaire, des cheveux châtains à bruns et des yeux bruns. Les coups de soleil sont occasionnels et la peau bronze, d'un hâle brun clair.

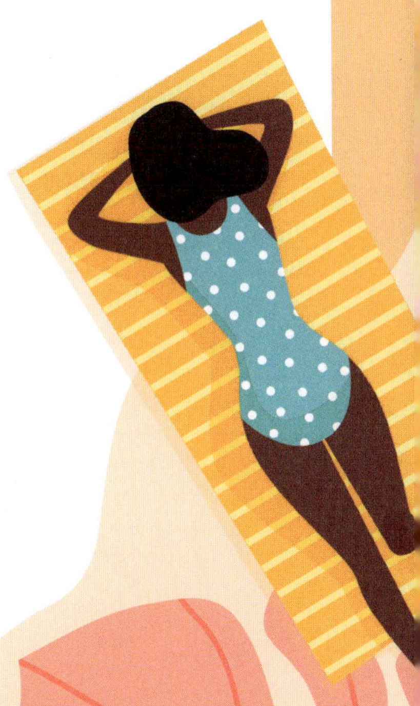

Les **lipides**

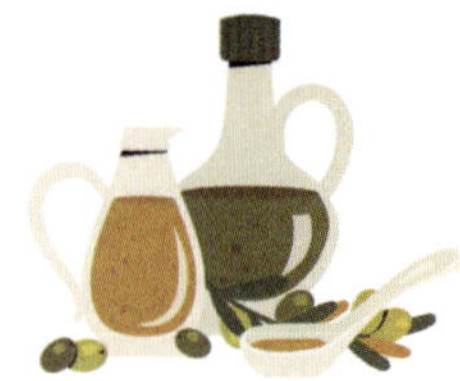

Responsable de maladies cardio-vasculaires, le gras a longtemps été la bête noire de l'alimentation. Or nous savons aujourd'hui qu'il y a le « bon gras » et le « mauvais gras », et que notre corps en a besoin pour fonctionner correctement et pour rester en bonne santé.

Pour tordre le cou aux idées reçues, plongeons-nous dans les secrets des lipides…

BON GRAS OU MAUVAIS GRAS ?

Attribuez à chacun de ces dix aliments les initiales suivantes : BG pour « bon gras », c'est-à-dire riches en acides gras mono-insaturés et polyinsaturés, ou MG pour « mauvais gras », riches en acides gras saturés et trans, ennemis jurés de nos artères. Fiez-vous à votre intuition et tentez le sans-faute.

1. TRANCHE DE SAUMON
2. VIENNOISERIE
3. AVOCAT
4. HUILE DE PALME
5. CHEESEBURGER
6. CHIPS DE POMMES DE TERRE
7. HUILE D'OLIVE
8. FRITES DU FAST-FOOD
9. PÂTÉ
10. NOIX FRAÎCHES

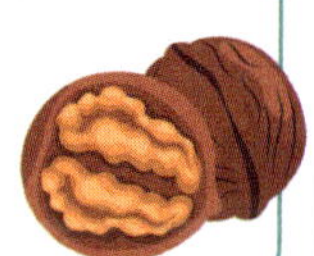

DANS LE BON ORDRE

Classez les dix aliments suivant leur pourcentage d'acides gras saturés (qui favorisent les dépôts de cholestérol dans les artères et augmentent les risques de maladies cardio-vasculaires, surtout présents dans les graisses d'origine animale) pour 100 grammes.

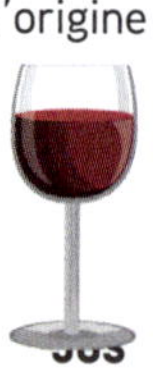

JUS D'ORANGE

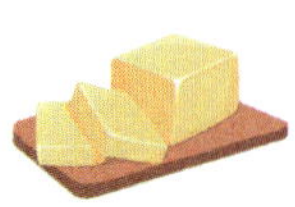

BEURRE DOUX

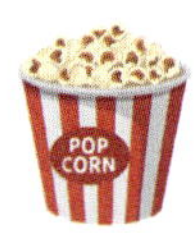

POP-CORN SALÉ

TERRINE DE LÉGUMES

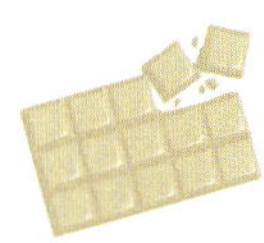

CHOCOLAT BLANC

CROTTIN DE CHÈVRE AU LAIT CRU

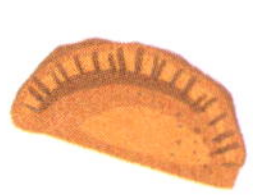

CHAUSSON AUX POMMES

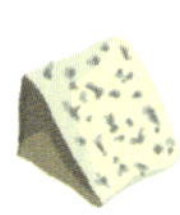

BLEU DE BRESSE

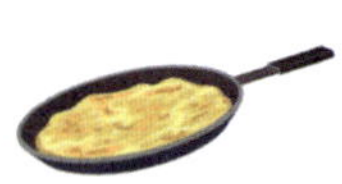

ŒUF BROUILLÉ

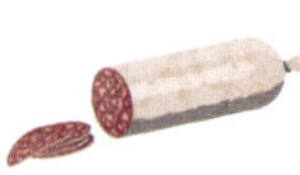

SAUCISSON SEC

TROUVEZ L'INTRUS

Parmi ces cinq images, une n'est pas identique aux quatre autres. Saurez-vous la trouver ?

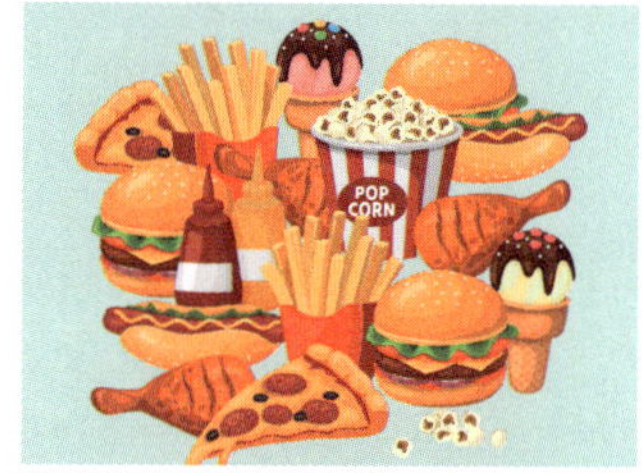

1.

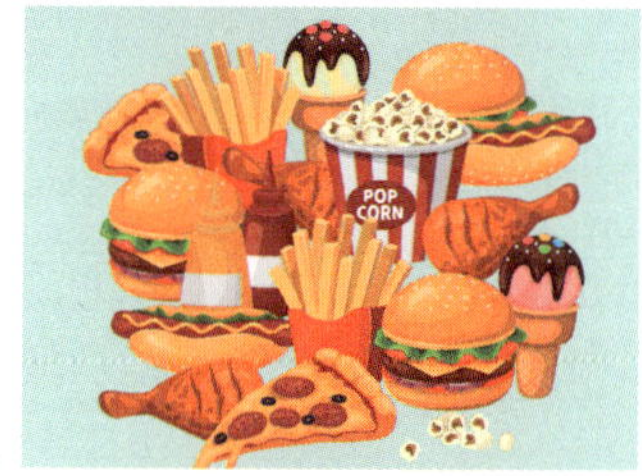

2.

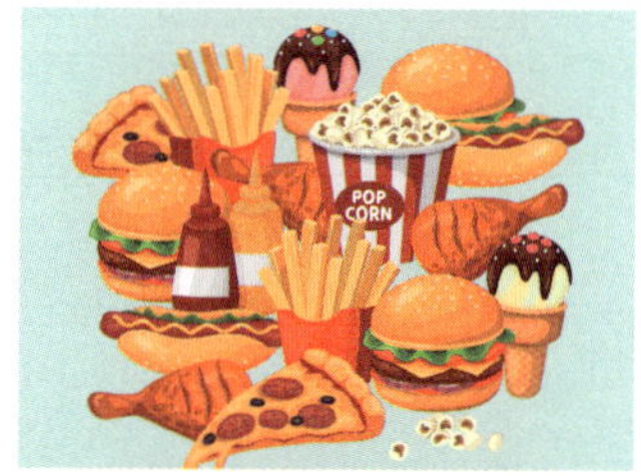

3.

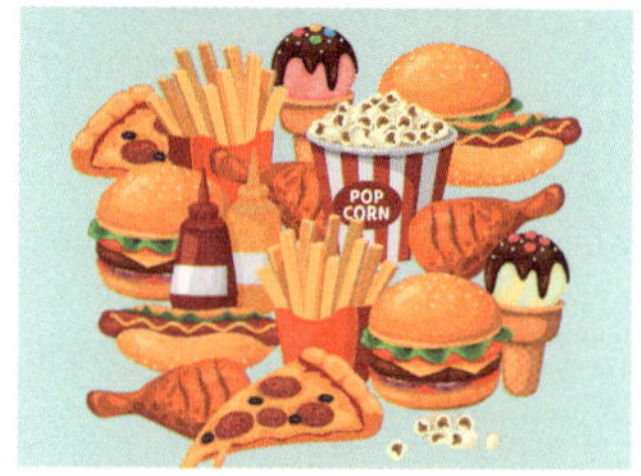

4.

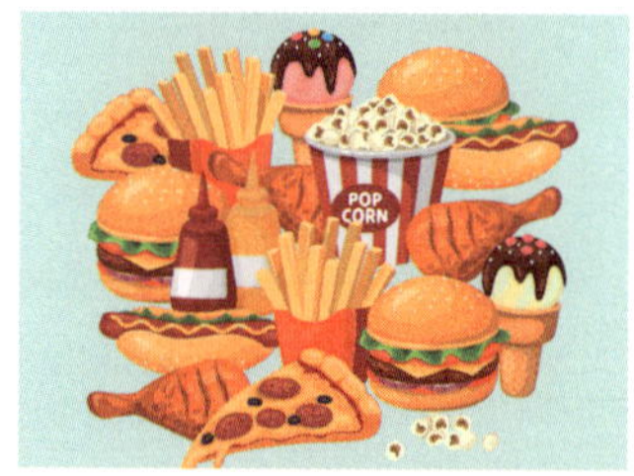

5.

RECETTE

Saumon poché *à la crème d'avocat*

Rien de tel qu'un plat riche en aliments sains pour clore une belle journée d'été : saumon, avocat et huile d'olive, le trio gagnant des aliments riches en bon gras.

Ingrédients :

POUR LA CRÈME D'AVOCAT À L'ANETH

- 1 avocat bien mûr
- Le zeste et le jus d'un citron
- 100 ml de yaourt grec
- 1 botte d'aneth, lavée et hachée
- Sel et poivre, selon votre goût

POUR LE SAUMON

- 375 ml d'huile d'olive
- 4 pavés de saumon de 80 grammes chacun
- Poivre
- 1 branche de romarin
- 2 branches de persil plat
- Fleur de sel

Préparation :

LA CRÈME D'AVOCAT

Réduisez l'avocat en purée avec le jus de citron. Ajoutez le zeste, le yaourt et l'aneth. Remuez bien pour obtenir une sauce onctueuse. Salez, poivrez et réservez au réfrigérateur.

LE SAUMON

Dans une casserole, faites chauffer l'huile, sans la faire bouillir. Placez les pavés de saumon dans un plat au four et versez l'huile très chaude. Ajoutez le poivre et les herbes. Laissez cuire de 3 à 4 minutes. Retournez les pavés de saumon et laissez-les cuire de 3 à 4 minutes supplémentaires. Égouttez les pavés afin d'enlever l'excès d'huile. Assaisonnez avec la fleur de sel. Servez la crème d'avocat froide sur les pavés de saumon.

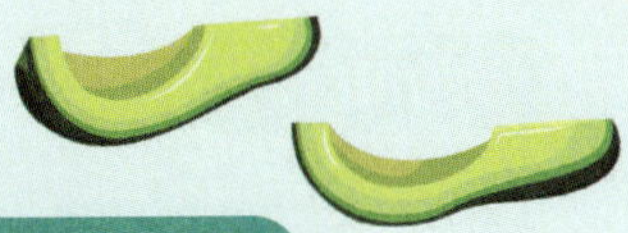

MOTS CROISÉS

Placez les mots suivants dans la grille ci-dessous d'après leurs définitions :

ACIDES GRAS • FROMAGE • TRIGLYCÉRIDES • ESSENTIELS
PHOSPHOLIPIDES • OMÉGA • CHOLESTÉROL • LIPIDE

HORIZONTAL

1. Lettre grecque qui, associée au chiffre 3, 6 ou 9, sert à nommer les grandes familles d'acides gras essentiels.
2. Sont appelés ainsi les acides gras indispensables.
3. Apporté par les aliments d'origine animale, précurseur des hormones stéroïdiennes (œstrogènes, testostérone, etc.), c'est aussi un élément important des membranes cellulaires, notamment au niveau du cerveau, qui provient soit de l'alimentation, soit d'une synthèse endogène (produit par l'organisme lui-même).
4. Éléments constitutifs des triglycérides et des phospholipides de l'organisme, soit apportés par l'alimentation, soit synthétisés par l'organisme.
5. Corps gras d'origine animale ou végétale qui constitue, avec les protéines et les glucides, une des trois grandes familles de macronutriments, c'est-à-dire l'un des constituants des aliments qui contribuent à l'apport énergétique.
6. Aliment récemment réhabilité dans l'alimentation en cas d'excès de cholestérol, à hauteur de 30 g par jour.

VERTICAL

A. Lipides qui jouent un rôle de stockage d'énergie dans l'organisme, présents notamment dans les tissus adipeux et essentiellement apportés par l'alimentation.
B. Lipides qui entrent dans la constitution des cellules.

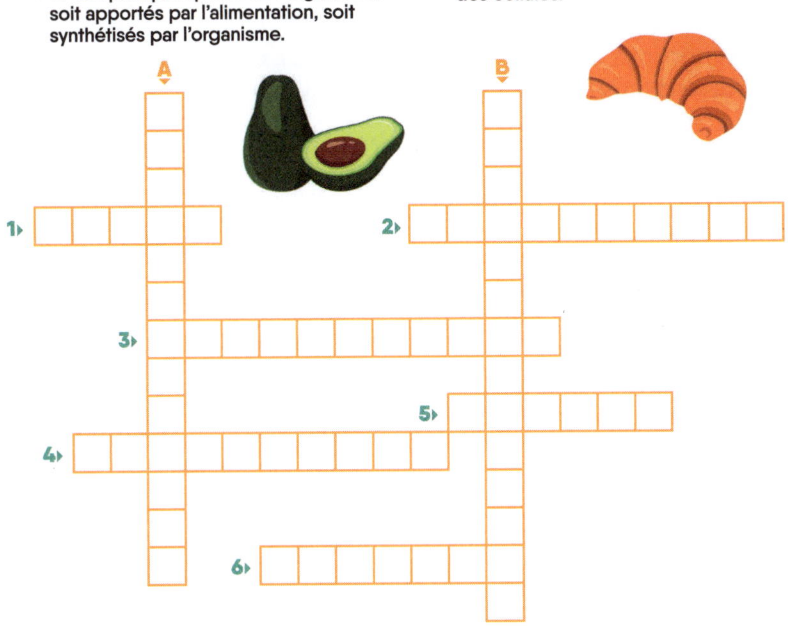

LE SAVIEZ-VOUS ?

Quelle quantité de lipides pour une vie en pleine santé ?

Comme pour tout nutriment, des apports excessifs en lipides peuvent être néfastes pour la santé **en augmentant le risque de maladies cardio-vasculaires**. C'est pourquoi l'ANSES recommande **35 à 40 % de lipides dans l'apport énergétique quotidien**. Cette fourchette permet d'assurer la couverture des besoins en acides gras essentiels et indispensables et prend en compte la prévention des pathologies. Or la limite haute de cette fourchette est dépassée en France par environ 43 % des adultes et 34 % des enfants. Il convient donc d'être vigilants et attentifs à ce que nous mangeons.

Le barbecue

Le barbecue est le symbole estival par excellence. Avec ses bonnes odeurs, il réunit famille et amis sous le soleil. Cependant, il peut présenter des risques pour la santé lorsqu'il est mal utilisé. Alors pour être un pro du barbecue, répondez aux questions suivantes.

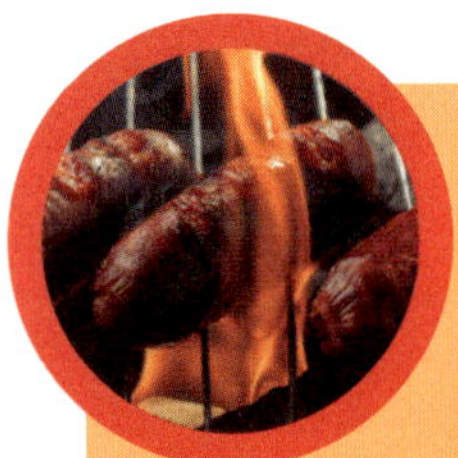

LE SAVIEZ-VOUS ?

Si vous piquez vos saucisses avant de les mettre au barbecue depuis votre plus tendre enfance, sachez que vous avez tort… Quand on fait un barbecue, il faut bien attendre que les flammes s'éteignent avant de poser les aliments sur le gril, pour éviter de les carboniser et donc de créer des substances cancérigènes. Or, si l'on perce les saucisses, **le gras va tomber sur les braises qui vont ensuite s'enflammer** et brûler votre repas. Alors mieux vaut éviter de les percer, promis elles seront aussi bonnes !

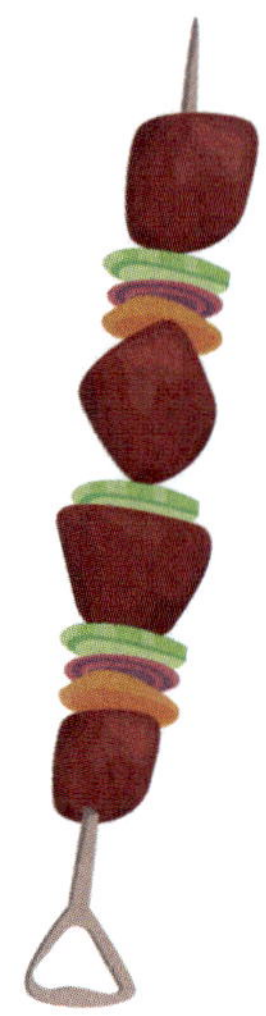

DEVINETTE

Lavez votre gril avec cet ingrédient magique !

Lorsque vous aurez fini de déguster votre barbecue, il faudra passer à la partie la plus embêtante… le nettoyage. Mais saviez-vous qu'il existe un **INGRÉDIENT NATUREL** efficace pour dégraisser votre gril ? Il s'agit d'un **AGRUME** mis à l'honneur chaque année dans la ville de **MENTON**…

……………………………………

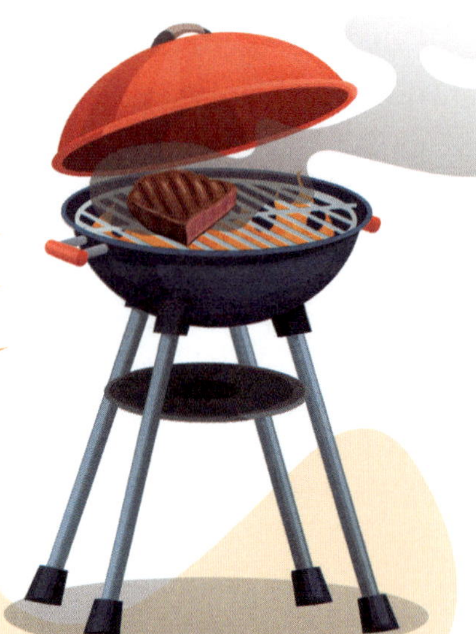

VRAI OU FAUX ?

Plutôt viande rouge, poulet ou poisson ? Répondez à ce vrai/faux pour savoir si vous êtes vraiment le roi ou la reine des barbec'.

1. Les saucisses cramées sont bonnes pour la santé.
   ◯ VRAI ◯ FAUX
2. Les marinades réduisent la formation de composés cancérigènes.
   ◯ VRAI ◯ FAUX
3. La cuisson indirecte permet de limiter la surcuisson des aliments.
   ◯ VRAI ◯ FAUX
4. Les barbecues à couvercle créent davantage d'appels de flamme.
   ◯ VRAI ◯ FAUX
5. La cuisson verticale est meilleure pour la santé que la cuisson classique, à l'horizontale.
   ◯ VRAI ◯ FAUX
6. La plancha est une alternative au barbecue sans risque pour la santé.
   ◯ VRAI ◯ FAUX

MOTS MÊLÉS

Trouvez dans la grille ci-dessous les mots suivants, en lien avec le barbecue :

- BARBECUE
- BRAISE
- BŒUF
- CHALEUR
- CHARBON
- FLAMMES
- GRILLADE
- LÉGUMES
- PAPILLOTE
- PLANCHA
- POISSON
- POULET
- SAUCISSE
- VIANDE

S	E	M	U	G	E	L	B	X	Y	Q	E
B	U	N	R	U	E	L	A	H	C	N	D
O	T	O	R	E	I	B	R	L	K	Y	N
E	E	S	C	T	H	D	B	B	S	Z	A
U	T	S	H	E	G	B	E	R	G	A	I
F	O	I	A	L	Z	M	C	A	R	H	V
P	L	O	R	U	G	X	U	I	I	C	C
R	L	P	B	O	C	Y	E	S	L	N	J
W	I	K	O	P	N	I	M	E	L	A	I
S	P	H	N	F	C	D	S	V	A	L	J
Y	A	X	M	S	E	N	K	S	D	P	C
H	P	F	L	A	M	M	E	S	E	J	G

PUZZLE DE CHIFFRES

Mettez les bons chiffres aux bons endroits dans ce texte à trous pour être le pro du barbecue.

85 220 500 45 10

Si vous voulez vous régaler avec un bon barbecue, il sera nécessaire d'allumer le feu ____ minutes à une heure à l'avance, le temps d'obtenir des braises suffisamment incandescentes.

Il est conseillé de ne pas dépasser une température de cuisson de ____ °C, ce qui revient en général à placer le gril à au moins ____ cm des braises. Vous pouvez ainsi déposer le charbon au centre puis la viande autour pour avoir une viande moins toxique car moins brûlée. Faites-vous plaisir en été mais toutefois, pensez à ne pas trop consommer de viande. Il est recommandé de manger ____ grammes de viande rouge par semaine. Et si vous êtes un grand amateur de barbecue à charbon de bois, privilégiez l'usage de charbon de bois épuré (> ____ % de carbone ou de catégorie A) plutôt que de charbon de bois ordinaire.

RECETTE

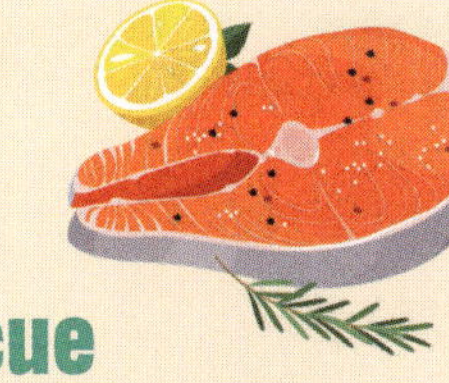

Saumon au barbecue
accompagné de légumes grillés

Et pourquoi pas tenter le poisson au barbecue ? Il s'agit là d'une excellente alternative pour changer de la côte de bœuf ou des merguez. D'autant que les poissons gras apportent des oméga-3, à la fois bons pour le système cardio-vasculaire et anti-inflammatoires.

Pour 4 personnes :

- 500 g de filet de saumon, coupé en portions individuelles
- 2 poivrons, coupés en gros morceaux
- 1 courgette, coupée en rondelles épaisses
- 1 oignon rouge, coupé en quartiers
- 8 champignons de Paris, nettoyés et coupés en deux
- 2 citrons, coupés en quartiers
- 3 cuillerées à soupe d'huile d'olive
- Sel et poivre noir, selon votre goût
- Herbes fraîches (comme du persil ou du basilic), hachées finement pour garnir (facultatif)

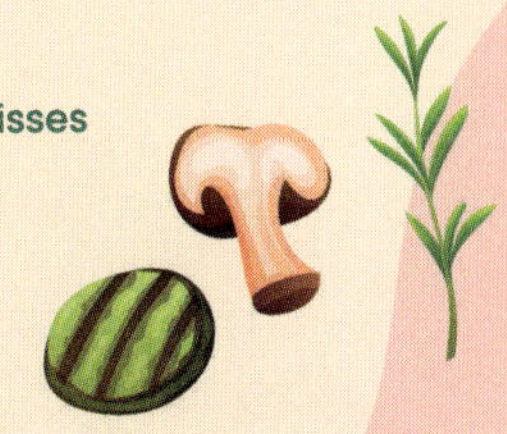

POUR LA MARINADE :

- 3 cuillerées à soupe d'huile d'olive
- Le jus d'un citron
- 2 gousses d'ail, émincées
- 1 cuillerée à café de paprika
- 1 cuillerée à café de cumin en poudre
- Sel et poivre noir, selon votre goût

Préparation :

Préparez la marinade en mélangeant tous les ingrédients. Versez la marinade sur le saumon. Couvrez et laissez mariner au réfrigérateur pendant au moins 30 minutes. Pendant ce temps, préchauffez votre barbecue à feu moyen.

Placez ensuite les légumes (poivrons, courgettes, oignon, champignons) dans un grand bol. Ajoutez de l'huile d'olive, du sel et du poivre, et mélangez bien pour enrober les légumes. Lorsque le barbecue est prêt (il ne doit plus rester qu'une couche de braise homogène), placez les légumes directement sur le gril et faites-les cuire pendant environ 8 à 10 minutes, en les retournant régulièrement, jusqu'à ce qu'ils soient tendres et légèrement dorés. Retirez-les du barbecue et mettez-les de côté.

Retirez le saumon de la marinade et placez-le directement sur le gril du barbecue, côté peau vers le bas. Faites cuire pendant environ 4 à 5 minutes de chaque côté, jusqu'à ce que le saumon soit cuit à votre goût et qu'il soit légèrement doré. Pendant les dernières minutes de cuisson, ajoutez les quartiers de citron sur le gril et faites-les griller brièvement jusqu'à ce qu'ils soient légèrement caramélisés.

Et voilà, votre plat est prêt ! Et surtout, bon appétit.

Les muscles

Nos muscles sont les travailleurs acharnés de notre corps. Au nombre de 656 chez l'être humain, ces héros si discrets nous permettent, à chaque instant, de danser, de courir, de soulever des poids et même de faire des grimaces, mais aussi de digérer, de respirer et de faire battre notre cœur… Qu'ils soient squelettiques, lisses ou autonomes, sans eux, pas de vie possible !

DEVINETTE

Je suis le plus petit muscle squelettique de l'être humain. Situé dans l'oreille moyenne, je mesure environ 2 millimètres, et je joue un rôle crucial dans la protection de l'audition contre les bruits intenses.

Je suis : ....

MOTS EN MORCEAUX

Mais quel bazar ! À vous de reconstituer chacun des dix mots qui ont été coupés en deux et qui concernent tous le système musculaire humain.

MYO	LOGIE	CLE	....
PÉNIE	MUS	TILES	....
CYTES	PROTÉ	RAL	....
LOGIE	SARCO	MYO	....
INES	VISCÉ	ÉLAS	....
TIQUES	MYO	INE	....
ACT	CONTRAC	SINE	....

....

....

....

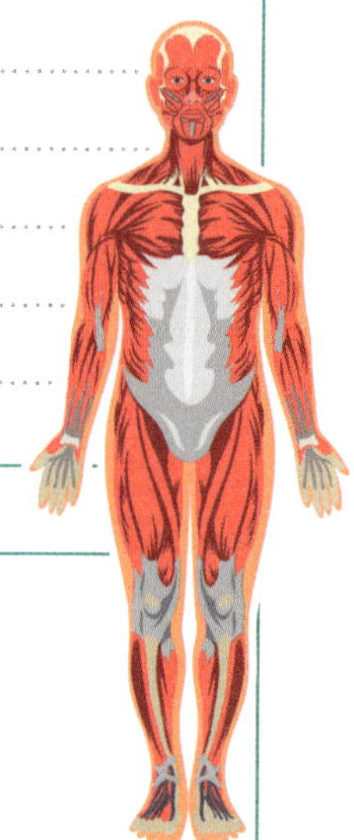

BRAS OU JAMBES ?

Les dix muscles suivants appartiennent aux membres supérieurs, les bras, ou aux membres inférieurs, les jambes. Saurez-vous les classer dans la bonne colonne ?

ADDUCTEUR • BICEPS • DELTOÏDE • ILIO-PSOAS • PLANTAIRE
QUADRICEPS • SUBCLAVIER • TIBIAL POSTÉRIEUR • TRAPÈZE • TRICEPS

MEMBRES INFÉRIEURS	MEMBRES SUPÉRIEURS

AFFIRMATIONS ERRONÉES

Parmi ces huit affirmations sur les muscles, trois sont fausses. À vous de les repérer.

1. "Les muscles représentent 70 % de la masse corporelle."
2. "Nos muscles ne fonctionnent jamais à 100 % de leurs capacités, pour éviter les blessures à répétition."
3. "L'ensemble des muscles est l'organe qui dépense la plus grande quantité d'énergie."
4. "Dès 30 ans, nous gagnons en moyenne 1 % de notre masse musculaire par an."
5. "Seules les femmes possèdent un périnée."
6. "Les muscles lisses sont les muscles que l'on trouve dans les parois des organes, comme la vessie ou le tube digestif, et qui fonctionnent sans qu'on n'ait besoin de penser à les solliciter."
7. "Outre la fonction sexuelle et la formation des spermatozoïdes, la testostérone a un rôle important sur le développement des muscles."
8. "De nombreuses études ont montré un lien entre la pratique de l'activité physique et la baisse du risque de récidive de certains cancers, grâce aux myokines, de petites molécules sécrétées et libérées par les muscles quand ils se mettent en action."

TROUVEZ L'INTRUS

Dans chaque groupe de muscles s'est glissé un intrus. À vous de le débusquer.

1. Muscles du visage :
BUCCINATEUR • OCCIPITO-FRONTAL • ÉLÉVATEUR DE LA SCAPULA

2. Muscles du cou :
ABDUCTEUR DE L'HALLUX • STERNO-THYROÏDIEN • VOCAL

3. Muscles de l'avant-bras et du bras :
ROND PRONATEUR • MUSCLE POPLITÉ • BRACHIAL

4. Muscles de la main :
COURT PALMAIRE • TENSEUR DU FASCIA LATA • FLÉCHISSEUR DU PETIT DOIGT

5. Muscles abdominaux :
TRANSVERSE • OBLIQUE • GRAND ZYGOMATIQUE

6. Muscles de la cuisse :
DIAPHRAGME • SARTORIUS • COURT ADDUCTEUR

7. Muscles du pied :
CARRÉ PLANTAIRE • BULBO-CAVERNEUX • OPPOSANT DU PETIT ORTEIL

8. Muscles lisses :
MUSCLES CILIAIRES • MURS D'ESTOMAC • EXTENSEUR DES DOIGTS

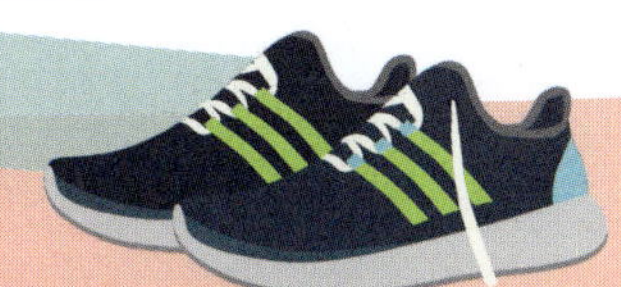

LE SAVIEZ-VOUS ?

Manger des légumes pour se muscler les jambes ! Nous savons maintenant que Popeye nous a menti : les épinards ne contiennent pas autant de fer que le personnage animé voulait nous le faire croire ! En revanche, une étude a montré que les consommateurs de légumes verts avaient des jambes plus musclées que les autres. Pourquoi ? Le secret viendrait du nitrate contenu dans les épinards (encore eux), la laitue, le céleri mais aussi la betterave ou les radis. **Les consommateurs de légumes verts ont une force musculaire d'environ 10 % supérieure** lorsqu'on observe leur flexion de jambes, ainsi qu'une vitesse de marche plus importante. Les nitrates contenus dans ces aliments permettent, en cas d'effort physique, d'augmenter la production d'énergie dans la centrale nucléaire de la cellule qu'on appelle la mitochondrie. Enfin, ces nitrates jouent un rôle dans la protection antibactérienne et dans la protection des vaisseaux sanguins.

Les **reins**

Souvent comparé à un haricot, aussi appelé rognon, le rein n'est pas un organe star, comme le cerveau ou le cœur. Pourtant, les reins – ils sont deux chez la plupart d'entre nous – sont les sentinelles de notre santé. Dotés de pouvoirs hors normes, ils travaillent 24 heures sur 24 et 365 jours par an pour nous maintenir en vie.

LE SAVIEZ-VOUS ?

Pratique vieille de cinq mille ans et très répandue dans le monde - 1 million d'adeptes aux Pays-Bas, 5 en Allemagne ! -, **l'urinothérapie, ou l'amaroli en Inde, consiste à boire ses urines** afin de prévenir ou guérir des maladies. **Soyons clairs : en plus d'être inefficace, cette pratique est potentiellement dangereuse**. D'abord, l'urine n'est pas forcément stérile et peut contenir des bactéries. Elle contient également une forte concentration d'acide urique, responsable des crises de goutte. Enfin, si le corps élimine des nutriments via les urines c'est qu'il n'en a pas besoin, alors inutile de les réingérer...

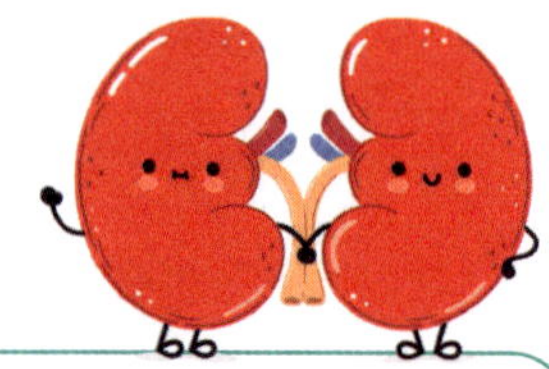

CHARADE

MON PREMIER est une note de musique.

MON DEUXIÈME est la dixième lettre de l'alphabet.

MON TROISIÈME est le 5e mois de l'année.

MON QUATRIÈME est le verbe dire au présent de l'indicatif à la troisième personne du singulier.

MON CINQUIÈME tourne autour du Soleil.

MON SIXIÈME porte parfois la culotte.

MON SEPTIÈME est bien connu des supporters de l'équipe de France de foot.

MON TOUT est la meilleure façon de prendre soin de ses reins.

....

TEXTE À TROUS

Complétez le texte suivant et découvrez les super pouvoirs des reins.

GLOBULES • KILOMÈTRES • SANG • MINÉRAUX • RÉNINE
SOLEIL • L'ÉQUILIBRE HYDRIQUE • VAISSEAUX
EPO • URINES • PEAU

Les reins filtrent le ______ et ses impuretés, grâce à un réseau extraordinaire de ______ sanguins qui, mis bout à bout, représentent plus de... 100 000 ______ d'artères et de veines ! Ils vont faire le tri entre les ______ utiles à notre bonne santé et en assurent le bon équilibre, l'excédent étant éliminé dans les ______. Organes intelligents, ils garantissent ______ du corps en maintenant la quantité d'eau qui lui est nécessaire. Les reins sont aussi connectés à notre ______ en activant la vitamine D synthétisée notamment grâce aux rayons du ______. Ils synthétisent également des hormones comme l' ______, bien connue de certains cyclistes amateurs de dopage, ce qui entraîne une augmentation du nombre de ______ rouges. Enfin, ils permettent de réguler aussi notre tension artérielle grâce à la synthèse d'une hormone qu'on appelle la ______.

COMPLÉTEZ LE SCHÉMA

Placez les 7 termes suivants :

**ARTÈRE RÉNALE • BASSINET • CALICES • CORTEX
MÉDULLAIRE • URETÈRE • VEINE RÉNALE**

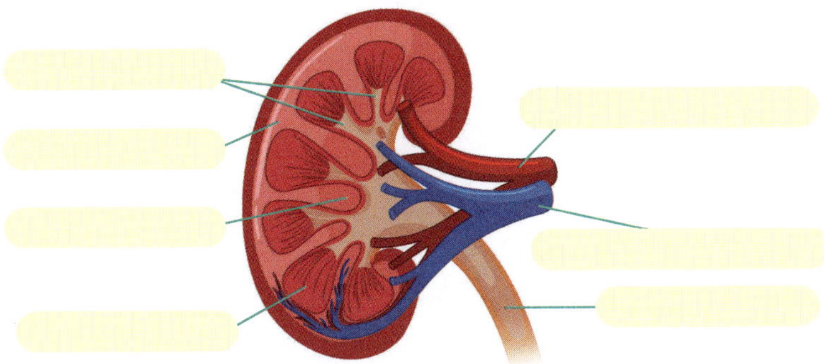

À CHAQUE MOT SA DÉFINITION

Les reins produisent des hormones, des enzymes et des vitamines.
Saurez-vous attribuer à chacune sa définition ?

RÉNINE

ÉRYTHROPOÏÉTINE

CALCITRIOL

VITAMINE D

- **Hormone qui régule le métabolisme du calcium et du phosphore dans l'organisme.**
- **Vitamine qui régule le métabolisme du calcium et du phosphore dans l'organisme.**
- **Enzyme importante pour la régulation de la pression sanguine.**
- **Hormone qui agit sur la moelle osseuse afin de produire des globules rouges en quantité suffisante pour véhiculer l'oxygène dans l'organisme.**

VRAI OU FAUX ?

Répondez à ce vrai/faux et vous comprendrez pourquoi les reins sont des organes qui gagnent à être connus !

1. **En moyenne, les reins mesurent 12 cm de hauteur, 6 cm de largeur, 3 cm d'épaisseur, et pèse environ 150 g.**

○ VRAI ○ FAUX

2. **Les deux reins sont visibles dès le 2e mois de vie *in utero*.**

○ VRAI ○ FAUX

3. **Le rein gauche est placé entre la 11e vertèbre thoracique et la 3e lombaire. Le rein droit quant à lui se situe entre la 12e vertèbre thoracique et l'espace entre la 3e et la 4e lombaire.**

○ VRAI ○ FAUX

4. **Pour protéger ses reins, il faut réduire ses apports en sucre.**

○ VRAI ○ FAUX

5. **Chacun des deux reins est chapeauté par une glande surrénale.**

○ VRAI ○ FAUX

6. **Seulement 0,5 % de la population vit avec un seul rein.**

○ VRAI ○ FAUX

7. **Les reins adultes filtrent 180 litres de sang par jour.**

○ VRAI ○ FAUX

8. **Les reins sont cités 25 fois dans la Bible.**

○ VRAI ○ FAUX

Vive les **fibres** !

Nous entendons souvent qu'il est important de manger des fibres, car elles participent au maintien d'une bonne santé. Or peu d'entre nous savent de quoi il s'agit... Alors pourquoi ne pas profiter de l'été pour en apprendre davantage et les incorporer dans notre alimentation ?

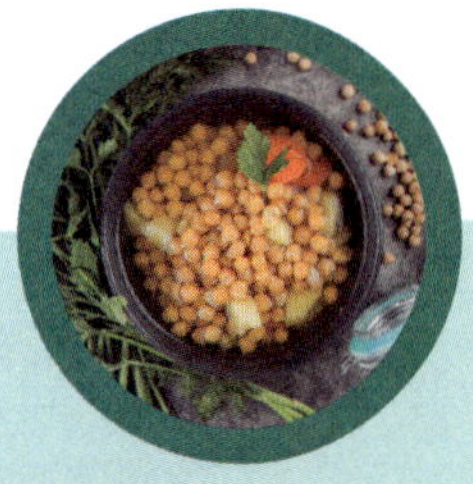

LE SAVIEZ-VOUS ?

Le super pouvoir des pois chiches

Les pois chiches, qui appartiennent à la famille des légumineuses, ont la particularité d'avoir **un effet coupe-faim**. Dans une étude, des participants avaient la possibilité de consommer 200 grammes de pois chiches ou l'équivalent en calories en pain et beurre. Ceux qui ont consommé les pois chiches ont mangé 200 calories de moins au repas suivant ! Pourquoi ? Ces légumineuses sont **riches en fibres**, ce qui leur confère un pouvoir hautement rassasiant. Alors, n'hésitez pas à ajouter quelques pois chiches, aussi bons froids que chauds, dans vos salades d'été.

QUIZ

Quelle quantité de fibre contiennent les aliments suivant pour 100 grammes ?

1. Le pain blanc :
- a. 5,5 g
- b. 6,5 g
- c. 2,7 g

2. L'artichaut cuit :
- a. 25 g
- b. 10 g
- c. 5 g

3. Le riz blanc cuit :
- a. 12 g
- b. 7 g
- c. 1 g

4 Les haricots blancs :
- a. 6 g
- b. 5 g
- c. 1,2 g

5 Les carottes cuites :
- a. 0 g
- b. 3,7 g
- c. 11 g

6 Les fraises :
- a. 18 g
- b. 29 g
- c. 2 g

7 Les lentilles cuites :
- a. 3 g
- b. 5 g
- c. 7,4 g

8 Une pomme non pelée :
- a. 0 g
- b. 2 g
- c. 10 g

TEXTE À TROUS

Fibre, kézako ? Complétez les 10 mots manquants et les fibres n'auront plus de secret pour vous.

**SEMI-COMPLETS • FIBRES • COMPLETS • CHOLESTÉROL • VÉGÉTAL • FRUITS
GLUCIDES • CARDIO-VASCULAIRES • TRANSIT • LÉGUMES**

Les ________ alimentaires sont les composants d'un aliment ________ qui ne peut pas être totalement digéré par l'organisme. Les fibres sont en réalité des ________, donc des sucres, d'origine végétale. Nous trouvons ces fibres dans les ________, les ________, mais aussi dans certains féculents ________ ou ________. Elles contribuent par exemple à diminuer le mauvais ________, donc à prévenir les maladies ________, favorisent un bon ________ et permettent de protéger la muqueuse intestinale.

DANS LE BON ORDRE

Classez du plus riche au plus pauvre en fibres les aliments suivants en les numérotant de 1 à 10 :

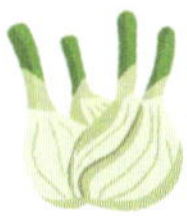
FENOUIL

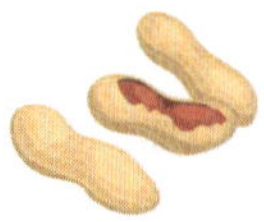
CACAHUÈTE

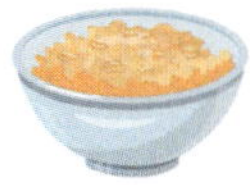
FLOCONS D'AVOINE

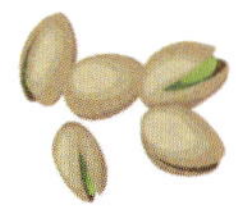
PISTACHE

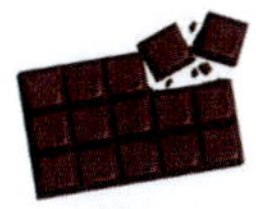
CHOCOLAT NOIR 70 %

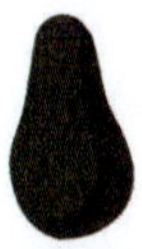
AVOCAT

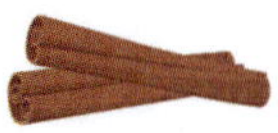
CANNELLE

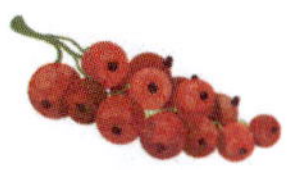
GROSEILLE

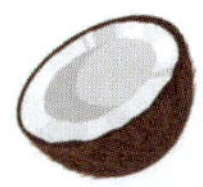
NOIX DE COCO

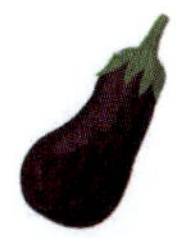
AUBERGINE

CHARADE

MON PREMIER est là où broutent les vaches.

MON DEUXIÈME qualifie l'agriculture qui n'utilise aucun pesticide.

MON TROISIÈME est un insecte qui plante sa tête dans la peau des humains ou des animaux de compagnie.

MON TOUT est le nom savant donné aux fibres.

....

COMMENT DIT-ON...

Le mot « fibre » existe dans toutes les langues. Saurez-vous attribuer chaque expression à la langue à laquelle elle appartient ?

1. Fiber
2. Vezel
3. Elyaf
4. Faiser
5. Tākainga
6. Fibra

A. Allemand
B. Maori
C. Espagnol
D. Anglais
E. Néerlandais
F. Turc

JEU DES 7 ERREURS

Ouvrez l'œil et trouvez les 7 erreurs qui se sont glissées dans l'image de droite.

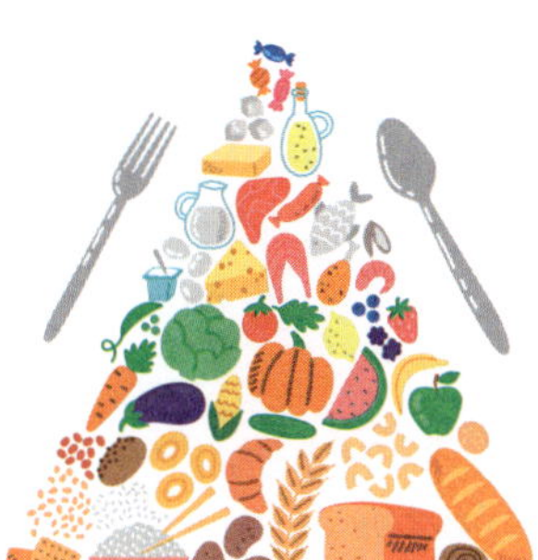

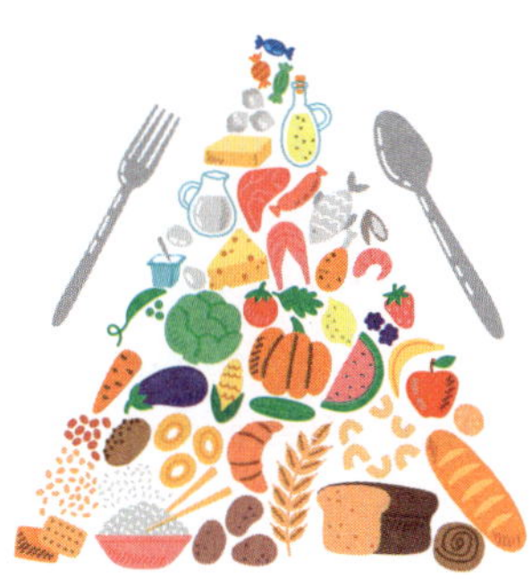

MOTS EN MORCEAUX

Maintenant que les fibres n'ont plus de secret pour vous, recomposez les 10 mots suivants qui ont été coupés en deux et qui ont tous un lien avec les fibres alimentaires.

INTES	BIOTE	GOM
AMY	BLES	TRAN
TINE	LOSE	SOLU
ME	SIT	GLU
TIN	PEC	LASES
DON	MICRO	CIDES
AMI	CELLU	

....
....
....
....
....
....
....
....
....
....

Les **calories**

On les a comptées pour mieux les brûler, on essaie de différencier les nécessaires des superflues… Les calories (ou kilocalories) sont indispensables à la vie en bonne santé. Notre corps en a besoin chaque jour pour accomplir ses tâches quotidiennes. C'est sa **source d'énergie**, son carburant.

RÉBUS

Résolvez ce rébus pour découvrir un des principes fondamentaux de la nutrition.

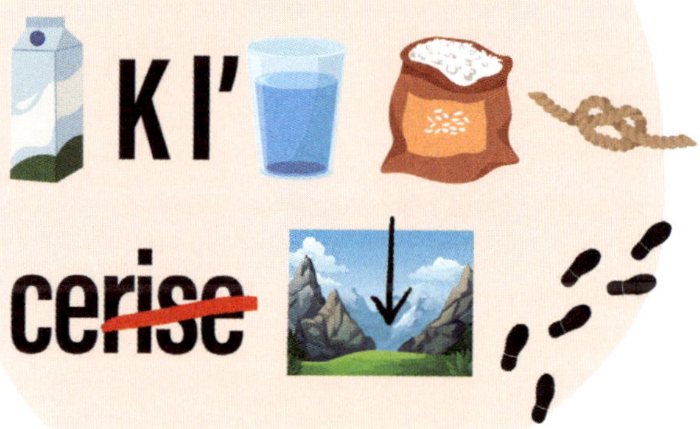

LE SAVIEZ-VOUS ?

Marche arrière, toute !
Une étude récente a montré les nombreux bénéfices de marcher à l'envers : **améliorer l'équilibre, faire travailler des groupes musculaires habituellement non sollicités, modifier la dynamique de vos ligaments et tendons et les mettre en tension.** Cerise sur le gâteau : la marche arrière fait dépenser **30 à 40 % de calories en plus** par rapport à la marche avant !

TEXTE À TROUS

Trouvez les douze mots ou groupes de mots manquants et devenez incollable sur les calories.

GLUCIDES • ÉNERGIE • SATURÉES • MESURE • LIPIDES • NUTRIMENTS • PROTÉINES
APPORT QUOTIDIEN ÉNERGÉTIQUE • NUTRITIONNEL • ÉGALES • TRANSFORMÉS • CORPS

La calorie (ou kilocalorie) est l'unité de ______ de la valeur énergétique des aliments. Elle fournit l'______ nécessaire aux fonctions vitales de notre ______ : la respiration, la digestion, la circulation sanguine, la régulation de la température corporelle… Les calories proviennent des macronutriments que nous consommons : les ______, les ______ et les ______. La quantité de calories nécessaire chaque jour – ______ – à un adulte dépend du sexe, de l'âge, de la taille, du poids ou du niveau d'activité physique. Toutes les calories ne sont pas ______ sur le plan ______ : les calories provenant des fruits, des légumes et des céréales complètes apportent des ______ essentiels à notre corps, tandis que les calories provenant d'aliments ______ riches en sucres ajoutés et en graisses ______ ont peu de valeur nutritionnelle.

QUIZ

Testez vos connaissances en répondant à ce quiz.

1. Quel est l'apport énergétique quotidien conseillé pour un homme adulte ?

- [ ] a. 3 200 à 3 500 kcal
- [ ] b. 2 800 à 3 000 kcal
- [ ] c. 2 400 à 2 600 kcal

2. Quel est l'apport énergétique quotidien conseillé pour une femme adulte ?

- [ ] a. 1 800 à 2 200 kcal
- [ ] b. 1 000 à 1 200 kcal
- [ ] c. 1 400 à 1 600 kcal

3. Combien 1 gramme de lipide (gras) nous apporte-t-il de calories ?

- [ ] a. 4 kcal
- [ ] b. 6 kcal
- [ ] c. 9 kcal

4. Combien de calories apporte 1 litre d'eau ?

- [ ] a. 10
- [ ] b. 0
- [ ] c. 100

5. Combien de calories apporte 1 carré de chocolat au lait (5 grammes) ?

- [ ] a. 32,9
- [ ] b. 26,5
- [ ] c. 17,2

AFFIRMATIONS ERRONÉES

Parmi ces six affirmations, trois sont vraies. Saurez-vous trouver lesquelles ?

1. "Toutes les calories se valent."
2. "Notre corps assimile un nombre de calories variable en fonction des aliments."
3. "Les glucides sont équivalents en termes de calories aux protéines, vu qu'ils apportent à poids équivalent le même nombre de calories."
4. "Certains d'entre nous vont prendre du poids en consommant 2 000 kilocalories par jour quand d'autres vont en perdre."
5. "Manger 200 kilocalories de brocoli est équivalent à ingurgiter 200 kilocalories de soda."
6. "Pour maintenir un poids stable, il est important de trouver un équilibre entre les calories consommées et les calories dépensées."

POINTS À RELIER

Reliez les points de 1 à 50 et vous verrez apparaître un aliment star de l'été, riche en calories, mais excellent pour la santé grâce à ses apports en vitamine C, en bêta-carotène, en fibres et en potassium.

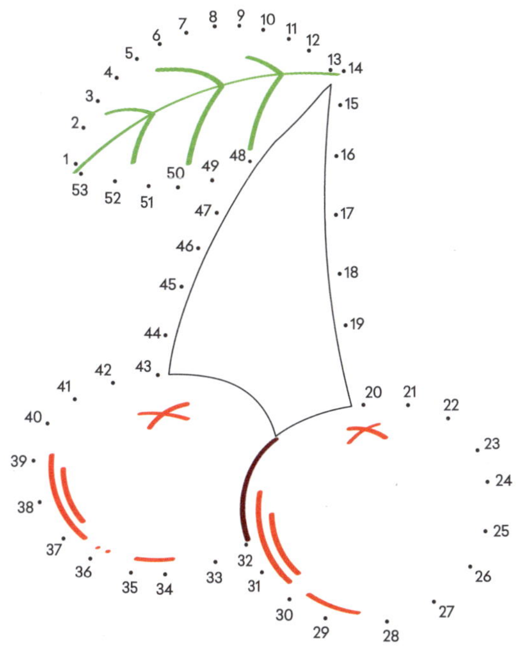

UN PEU D'HISTOIRE : QUI SUIS-JE ?

Je suis un chimiste et physicien français, né le 12 janvier 1779 à Dijon et mort le 21 novembre 1841 à Paris. J'ai le premier défini la calorie comme **« la quantité de chaleur nécessaire pour élever un kilogramme d'eau de 1 °C sous la pression atmosphérique »**, c'est-à-dire avec une valeur 1 000 fois plus élevée que celle utilisée aujourd'hui en nutrition.

Partageant mon prénom avec l'auteur du célèbre ouvrage *Le Prince* au XVIe siècle, et ayant un prénom pour patronyme, **je suis :**

....

Les compléments alimentaires

Qui n'a jamais cherché l'aliment miracle pour mieux dormir, perdre du poids ou se sentir moins fatigué ? C'est ce que nous promettent les compléments alimentaires qu'on trouve en nombre dans les rayons de nos pharmacies et parapharmacies. Or soyons clairs : la plupart du temps inutiles, à quelques exceptions près, ils sont même parfois dangereux pour la santé.

TEXTE À TROUS

Remplissez ce texte à trous avec les propositions suivantes, chaque mot ne peut être utilisé qu'une seule fois.

CARENCES • RÉGIME • SANTÉ • ALIMENTAIRES • MALADIE DÉFICITS • VITAMINES • CHIMIQUES • MÉDICAMENTS ADAPTÉ ET VARIÉ

Les compléments ______ sont des produits dont le but est de compléter un ______ alimentaire normal. Ils peuvent contenir des ______, des minéraux, des plantes, des substances ______, des ingrédients traditionnels, des additifs et des arômes dont l'emploi est autorisé en alimentation humaine. Ils ne constituent en aucun cas une alternative aux ______ prescrits par un médecin. Ils n'ont pas vocation à prévenir ou guérir une ______. Les ______ et ______ en nutriments sont rares dans la population générale. Un régime alimentaire ______ apporte à un être humain tous les nutriments nécessaires à son bon développement et à son maintien en bon état de ______.

(Sources : d'après le site https://sante.gouv.fr)

DEVINETTE

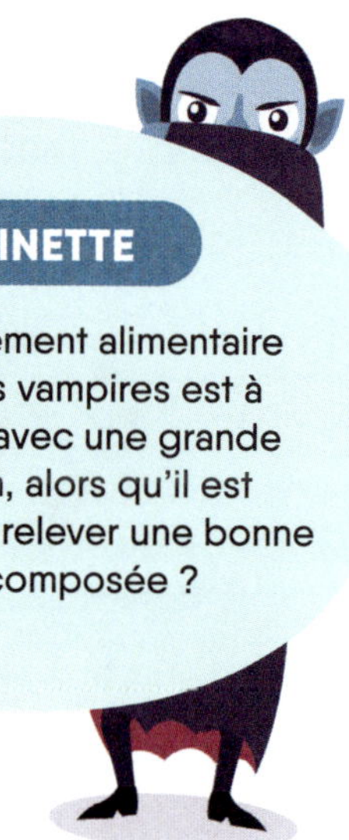

Quel complément alimentaire détesté des vampires est à consommer avec une grande modération, alors qu'il est conseillé pour relever une bonne salade composée ?

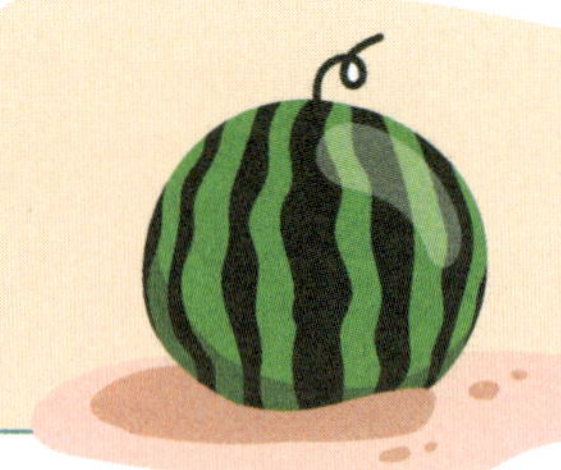

MESSAGE CODÉ

Résolvez le code et vous trouverez l'un des principes fondamentaux de la nutrition. Chaque lettre correspond à un chiffre ou un nombre. (Un indice pour vous aider : E = 22)

15'26·15·18·14·22·13·7 26·5·26·13·7 15·22 24·12·14·11·15·22·14·22·13·7

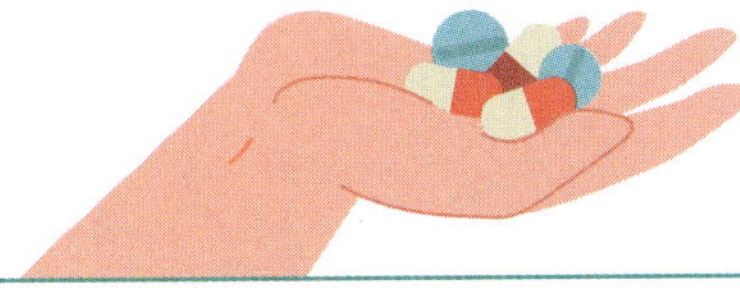

MOTS CACHÉS

Trouvez dans la grille les mots suivants :

- MÉLATONINE
- VITAMINES
- OLIGO-ÉLÉMENT
- MINÉRAUX
- GÉLULE
- AMPOULE
- PLANTES
- CHIMIQUE
- CARENCE
- NUTRITION

P	B	F	K	H	E	U	Q	I	M	I	H	C	N
X	K	S	V	I	T	A	M	I	N	E	S	J	H
D	S	O	D	D	W	B	D	C	P	L	K	E	Y
N	G	I	I	X	F	A	O	N	B	F	M	N	N
T	S	S	O	T	A	M	P	O	U	L	E	Z	U
M	J	I	E	G	I	A	I	T	P	R	I	T	T
I	I	S	W	T	S	E	L	U	L	E	G	K	R
N	P	U	L	S	N	X	G	D	C	O	U	P	I
E	B	D	O	E	O	A	B	J	M	F	I	N	T
R	F	T	C	M	E	Q	L	Q	G	T	Y	S	I
A	V	B	S	E	B	L	N	P	D	A	K	J	O
U	K	O	A	L	E	C	N	E	R	A	C	V	N
X	O	L	I	G	O	E	L	E	M	E	N	T	T
L	M	E	L	A	T	O	N	I	N	E	A	H	B

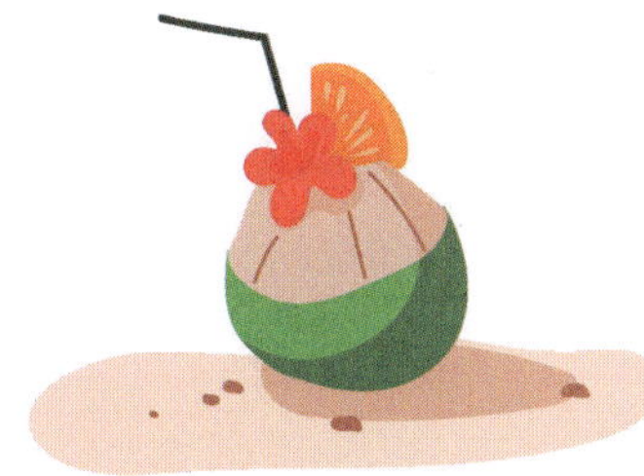

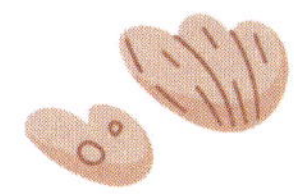

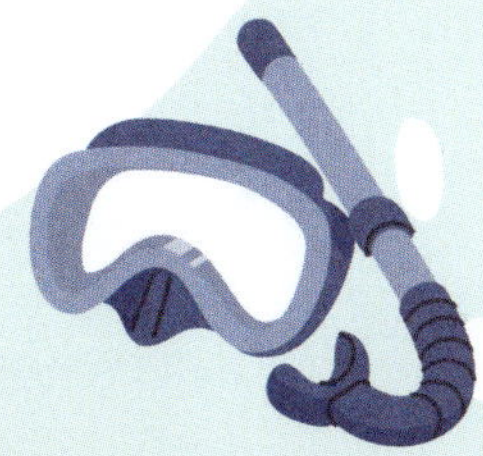

VRAI OU FAUX ?

Pour tester vos connaissances sur les compléments alimentaires, répondez à ces 8 questions.

1. Les compléments alimentaires sont des médicaments.

◯ VRAI ◯ FAUX

2. Les compléments alimentaires ne sont pas dangereux pour la santé.

◯ VRAI ◯ FAUX

3. Il est obligatoire de se supplémenter en vitamine C.

◯ VRAI ◯ FAUX

4. Les Français manquent de vitamine D.

◯ VRAI ◯ FAUX

5. La mélatonine aide à lutter contre le décalage horaire.

◯ VRAI ◯ FAUX

6. Prendre des compléments alimentaires aide à lutter contre l'abus d'alcool.

◯ VRAI ◯ FAUX

7. Rien de tel pour combler ses besoins en oméga-3 que la sardine.

◯ VRAI ◯ FAUX

8. Les plantes comme la valériane, la passiflore ou la camomille, prises en tisane ou en gélule, peuvent aider à retrouver un sommeil de qualité.

◯ VRAI ◯ FAUX

LE SAVIEZ-VOUS ?

Le chrome contre le sucre

Le chrome est un oligo-élément indispensable à la vie et joue un rôle important dans le métabolisme des lipides et des glucides. Or des chercheurs ont découvert que prendre une ou deux ampoules de chrome deux heures avant l'heure habituelle des pulsions de sucres permet de **lutter contre les fringales incontrôlables**, le chrome ayant la particularité de **réguler la sensation de faim**, surtout quand on est carencé en chrome. À essayer en été et à continuer toute l'année !

Les **poumons**

Sans poumons, pas de vie ! Grâce à ces deux organes, et sans jamais y prêter attention, nous respirons **l'oxygène nécessaire à notre organisme** et rejetons le dioxyde de carbone. Laissez-vous guider dans les arcanes de la respiration…

COMPLÉTEZ LE SCHÉMA

Voici à quoi ressemblent nos poumons vus de l'intérieur. Saurez-vous attribuer à chaque numéro le terme correspondant ?

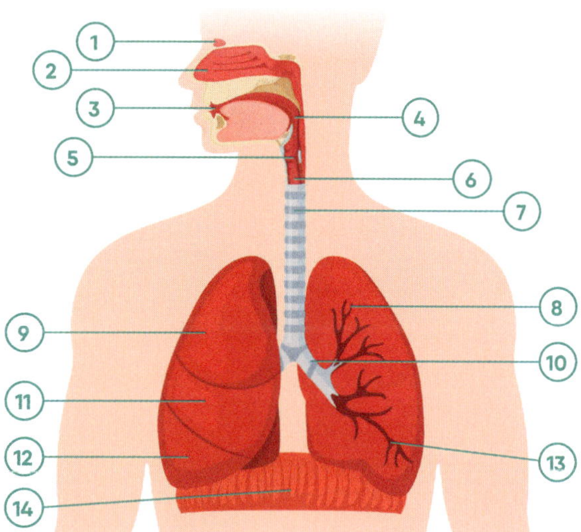

- Lobe supérieur
- Nez
- Sinus frontal
- Larynx
- Lobe moyen
- Trachée
- Bouche
- Bronches souches
- Bronches
- Bronchioles
- Pharynx
- Diaphragme
- Anneau cartilagineux
- Lobe inférieur

TROUVEZ L'INTRUS

Plusieurs processus successifs sont nécessaires à l'organisme pour absorber l'oxygène dont il a besoin. Parmi les cinq suivants, deux intrus se sont glissés. Saurez-vous les identifier ?

VENTILATION
TRANSPIRATION
DIFFUSION
PERFUSION
DIGESTION

MOTS CACHÉS

Les poumons servent à assurer les échanges gazeux nécessaires à notre survie : c'est la respiration. Trouvez dans cette grille les onze mots suivants :

AIR
ALVÉOLE
BRONCHE
DIAPHRAGME
EXPIRATION
GAZ
INSPIRATION
MÉTABOLISME
OXYGÈNE
THORAX
VENTILATION

D	M	Y	R	Z	I	C	J	K	E	I	C	O
E	V	E	L	Z	E	N	E	G	Y	X	O	I
D	X	E	T	T	H	O	R	A	X	P	L	N
V	I	P	N	A	V	R	O	Z	W	H	B	S
A	Q	A	I	T	B	S	D	A	F	K	N	P
L	E	A	P	R	I	O	K	G	V	O	O	I
V	I	G	C	H	A	L	L	Z	V	I	D	R
E	S	R	Q	I	R	T	A	I	W	N	S	A
O	E	T	I	I	Z	A	I	T	S	L	J	T
L	D	J	J	A	L	G	G	O	I	M	S	I
E	G	A	R	N	E	A	L	M	N	O	E	O
H	L	F	Z	O	C	Y	U	X	E	V	N	N
G	B	R	O	N	C	H	E	D	D	Q	V	M

TEXTE À TROUS

Comment se font les échanges gazeux à l'intérieur de nos poumons ? Pour le savoir, complétez le texte suivant :

ALVÉOLES • SANG CAPILLAIRE • RESPIRATION • DIOXYDE DE CARBONE • CŒUR EXPIRÉ • L'AIR • NEZ • OXYGÉNÉ • BRONCHES • VEINES PULMONAIRES • L'OXYGÈNE BOUCHE • TRACHÉE • LARYNX • PHARYNX

La ________ est un processus essentiel qui permet à notre corps d'absorber de ________ et d'éliminer le ________. ________, chargé d'oxygène et de dioxyde de carbone, entre par la ________ ou le ________ lors de l'inspiration. Il pénètre ensuite dans le ________, puis le ________ et la ________. Arrivé dans les poumons, l'air passe par les ________, les bronchioles et termine sa course dans les ________ pulmonaires où les échanges entre l'air et le sang ont lieu. L'oxygène traverse rapidement cette barrière et pénètre dans le ________. En revanche, le dioxyde de carbone passe du sang vers les alvéoles et est ________. Le sang ________ quitte les poumons par les ________, qui le transportent vers la partie gauche du ________.

MESSAGE CODÉ

La respiration dans la littérature

À quel écrivain français très célèbre devons-nous cette phrase : « L'amour est une respiration céleste de l'air du paradis » ? Trouvez le code et vous résoudrez l'énigme.
(Un indice pour vous aider : E = 7 et I = 11)

24·11·5·22·17·20 10·23·9·17

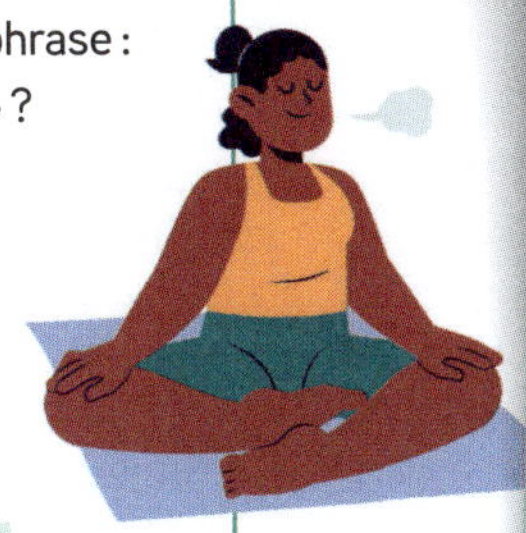

PHRASES À CHOIX MULTIPLES

Vous savez désormais tout sur les poumons ? Vérifiez vos connaissances en trouvant dans chaque phrase le terme qui convient.

Le poumon est un organe intrathoracique de **l'appareil digestif/de l'appareil respiratoire**.
Les poumons sont très fragiles. Ils sont protégés par **la cage thoracique/les métatarses**. Nous avons deux poumons. Le poumon droit est divisé en trois lobes et le gauche en **deux/trois** lobes.
C'est dans **les alvéoles/les veinules**, tapissées d'une paroi très fine, que se produisent les échanges gazeux. La surface totale destinée aux échanges gazeux dans notre corps est d'environ **35 m²/140 m²**.
Chez l'homme, le poumon droit pèse environ **450 g/650 g** tandis que le poumon gauche pèse 550 grammes environ. Les poissons n'ont pas de poumons mais **des palmes/des branchies** qui leur permettent de respirer sous l'eau.

LE SAVIEZ-VOUS ?

S'endormir en 60 secondes grâce à la respiration

Un chercheur américain, Andrew Weil, a mis au point un exercice de relaxation que je pratique quand j'ai du mal à trouver le sommeil : **la méthode 4-7-8**. Et il concerne directement la respiration. La technique est simple : allongé dans le lit, sur le dos, jambes décroisées et pointes de pied relevées, on vide l'air contenu dans ses poumons en expirant, en plaçant la langue juste derrière les dents supérieures. On prend une inspiration pendant 4 secondes en comptant mentalement jusqu'à 4. On maintient cette respiration pendant 7 secondes, puis on expire pendant 8 secondes. Et on renouvelle cette séquence 4-7-8 quatre fois. Au terme des quatre séquences, vous devriez trouver le sommeil.

Les glucides

Ah, le sucre : rien que le mot nous met l'eau à la bouche… Aussi appelés glucides, ces macronutriments sont indispensables à une vie en bonne santé. Alors, pourquoi tant de méfiance ? Parce que notre consommation a triplé au cours des cinquante dernières années, et, parallèlement, l'obésité a progressé. Faut-il y voir un lien de cause à effet ? Certainement. Faut-il arrêter de consommer du sucre ? Certainement pas !

QUI SUIS-JE ?

Je suis une plante originaire des forêts tropicales d'Inde, d'Afrique et d'Australie, souvent surnommée le « destructeur de sucre », dont la propriété la plus intrigante est ma capacité à temporairement supprimer la sensation de goût sucré lorsqu'on mâche mes feuilles ou consomme mes extraits.

Je suis :

....

POINTS À RELIER

Reliez tous les points de 1 à 59 et vous découvrirez un aliment sucré à souhait mais excellent pour la santé.

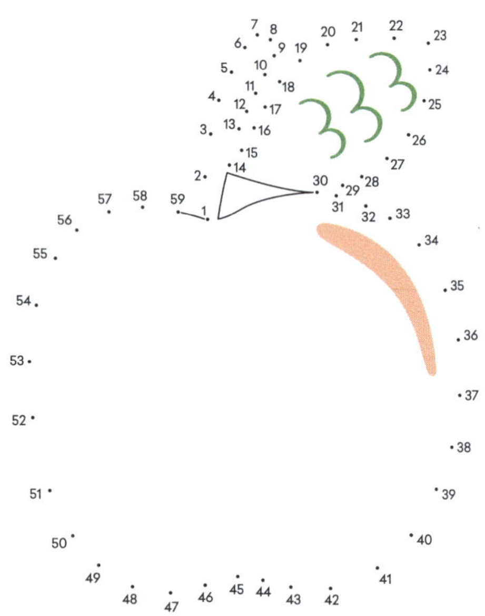

QUIZ

Testez vos connaissances en répondant à ce quiz.

1. Un glucide est :

- a. Une hormone.
- b. Un viscère.
- c. Un macronutriment.

2. Il existe deux types de glucides :

- a. Simples et complexes.
- b. Clairs et foncés.
- c. Lourds et légers.

3. Lequel de ces trois termes ne désigne pas un glucide :

- a. La salmonellose.
- b. Le lactose.
- c. Le fructose.

4. Lequel de ces trois éléments est un glucide complexe ?

- a. L'amidon.
- b. L'œstrogène.
- c. Le sel.

5. L'index glycémique (IG) est :

- a. Le rapport entre la masse musculaire en centimètres et son poids en kilogrammes.
- b. La capacité d'un aliment à être assimilé par l'organisme.
- c. Une échelle qui classe les aliments riches en glucides selon l'augmentation de la glycémie par rapport à un aliment de référence.

6. L'insuline est :

- a. Une algue réputée pour ses vertus drainantes.
- b. Une hormone qui régule le taux de sucre dans le sang appelée glycémie.
- c. Une bactérie responsable de gastro-entérites sévères.

7. Un excès de glucides dans le corps entraîne :

- a. Des maladies cardio-vasculaires.
- b. Des bronchites.
- c. Un cor au pied.

8. Si l'on inverse la proportion de féculents (15 %) et de sucres simples (35 %) dans les apports quotidiens, le sucre :

- a. Est stocké sous forme de graisse dans le foie, le pancréas, le muscle, le ventre.
- b. Est mieux éliminé par l'urine.
- c. Rend les cheveux plus soyeux.

JEU DES 7 ERREURS

La formule chimique du glucose

Un chimiste tête en l'air a glissé 7 erreurs dans la formule chimique du glucose (image de droite). Saurez-vous les repérer ?

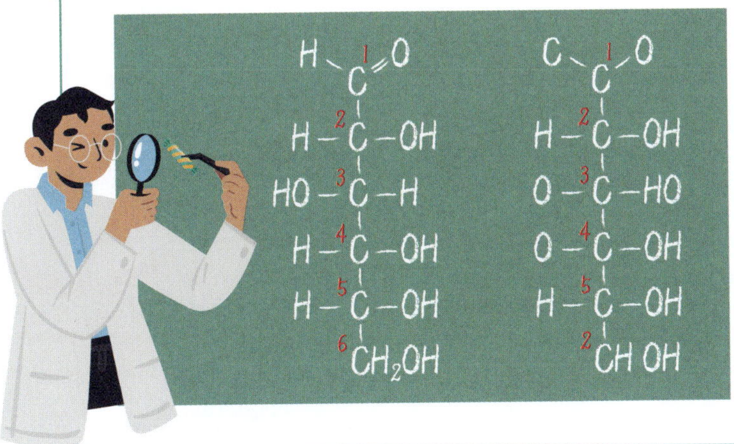

LE SAVIEZ-VOUS ?

Addiction au sucre ? La faute à nos ancêtres !

Si avaler du sucre, quelle que soit sa forme, nous procure autant de plaisir, c'est à cause de nos ancêtres les chasseurs-cueilleurs. En effet, Il n'est pas normal pour notre organisme d'ingurgiter en permanence des aliments sucrés, car à la préhistoire le sucre était difficile d'accès et peu présent dans l'alimentation. **Cette rareté du sucre est responsable du plaisir que nous avons à en consommer aujourd'hui**. Et comme le sucre appelle le sucre, difficile de ne pas craquer...

LES MOTS EN -OSE...

Les termes suivants ont en commun de se terminer en -ose. Pour autant, ils ne signifient pas la même... chose. À vous de retrouver la définition qui correspond à chacun.

A. CELLULOSE

B. FRUCTOSE

C. GALACTOSE

D. GLUCOSE

E. LACTOSE

F. MALTOSE

G. SACCHAROSE

1. Issu de la dégradation de l'amidon contenu dans l'orge ou le maïs, présent dans des aliments tels que la bière ou sous forme de sucre dit de malt, il fournit une charge glycémique très élevée et est utile lors d'un effort physique prolongé comme booster énergétique.
2. Appelé sucre de table, composé de glucose et de fructose, il est le sucre de référence pour définir le pouvoir sucrant des sucres.
3. Présent dans la plupart des produits végétaux au goût sucré – fruits, miel, certains légumes –, mais aussi à l'état libre dans les fluides biologiques, notamment le sang, c'est le plus connu des glucides.
4. Glucide qui constitue la paroi des cellules végétales et qui favorise entre autres la production de mucus intestinal et l'activité de certaines enzymes digestives, il est aussi utilisé dans la fabrication du papier.
5. Présent dans le lait et les produits laitiers, il entre dans la composition du lactose et du glucose, et, transporté dans le sang jusqu'au foie, contribue à la construction des tissus nerveux.
6. Très répandu dans la nature, dans les fruits en particulier et dans beaucoup de légumes, il est présent dans l'inuline de racines ou les tubercules de certaines plantes – artichaut, oignon, chicorée, topinambour...
7. Présent dans le lait des mammifères, il est utilisé comme source d'énergie par le corps et impliqué dans diverses fonctions biologiques comme les processus neuronaux et immunologiques.

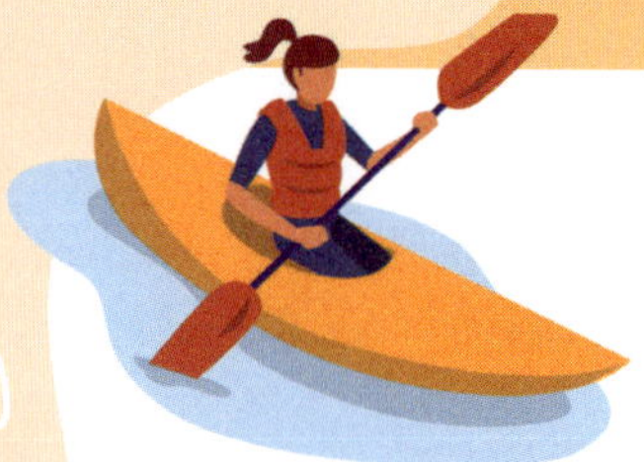

Le sport

Pratiquer une activité physique est indispensable pour maintenir une bonne hygiène de vie. Et s'il y a un moment où on peut se mettre au sport, c'est bien maintenant. Pour changer une mauvaise habitude, il faut environ 2 mois, alors pour tenir tout au long de l'année, **installez le sport comme une routine** !

QUIZ

Êtes-vous un pro du sport ? Pratiquer une activité physique régulière produit de nombreux bienfaits sur le corps humain. Alors pour tout savoir sur le sport, répondez au QCM suivant. Plusieurs réponses sont possibles à chaque question.

1. Quels sont, parmi ces propositions, les bienfaits d'une activité physique régulière ?

- a. L'amélioration de sa santé mentale, sa qualité de vie et son bien-être
- b. La réduction du risque de maladies cardio-vasculaires
- c. Le renforcement musculaire

2. Quelle est l'augmentation du risque de décès pour les personnes ayant une activité physique insuffisante ?

- a. 10 % à 20 %
- b. 20 % à 30 %
- c. 30 % à 40 %

3. Quelles sont les recommandations pour rester actif si vous ne marchez pas suffisamment ?

- a. Se forcer à atteindre les 10 000 pas par jour
- b. Trouver d'autres activités physiques pour rester actif
- c. Commencer par des petits gestes au quotidien

4. Que doit-on emmener pour une séance de sport en extérieur en été ?

- a. Une casquette
- b. Une bouteille d'eau
- c. Un tee-shirt noir à manche longue

5. Pourquoi certains sportifs de haut niveau s'entraînent-ils en marchant à reculons ?

- a. Pour améliorer leur vitesse de course
- b. Pour soulager les douleurs au niveau des genoux
- c. Pour renforcer certains muscles des membres inférieurs

6. Bonus : Quel évènement sportif a lieu chaque été en France depuis 1903 ?

- a. Roland-Garros
- b. Le Tour de France
- c. Les jeux Olympiques d'été

LE SAVIEZ-VOUS ?

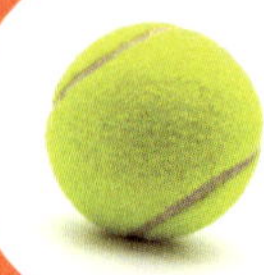

Mettre une balle de tennis dans le lit ? Mais pour quoi faire, me direz-vous. **Sachez qu'elle vous sera très utile en cas de ronflements**... En effet, mettre une balle de tennis dans le dos permet de réduire les ronflements pendant le sommeil. Cette méthode vous encourage à dormir sur le côté plutôt que sur le dos. Car quand on dort sur le dos la langue va basculer légèrement en arrière, augmentant l'obstruction des voies respiratoires et donc des ronflements. **Attention toutefois, si vous ronflez beaucoup**, prenez rendez-vous chez votre médecin généraliste pour vérifier que vous ne faites pas **d'apnée du sommeil**.

MOTS À RECONSTITUER

Assemblez les fragments de mots ci-contre pour découvrir quelques conseils essentiels avant de faire une séance de sport.

....

....

....

....

....

COLORIAGE CODÉ

Coloriez la scène sportive ci-dessous avec le code couleur adéquat.

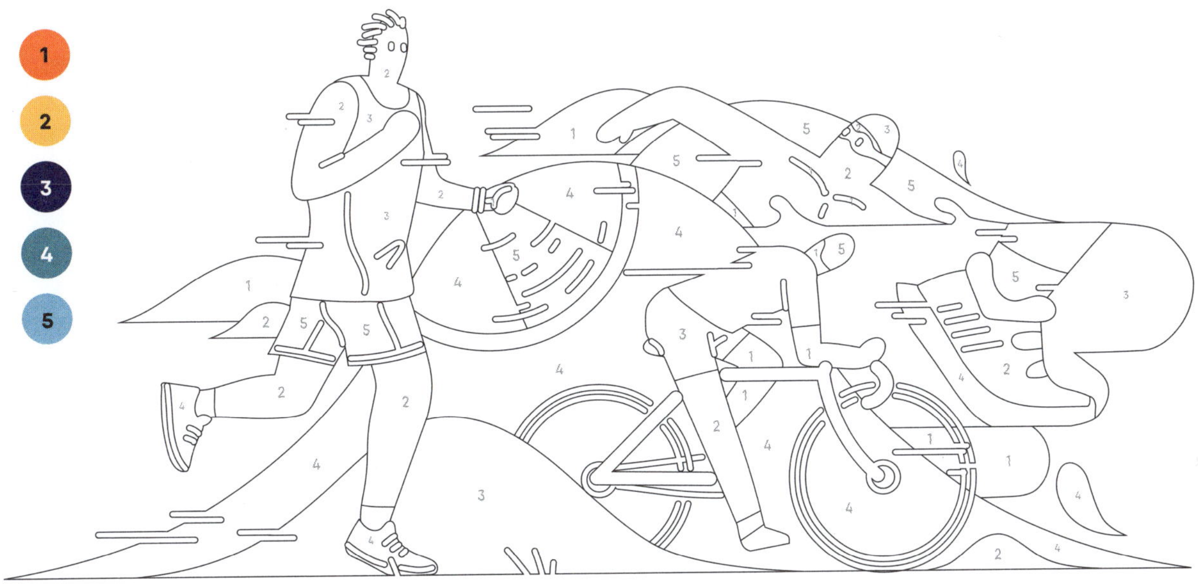

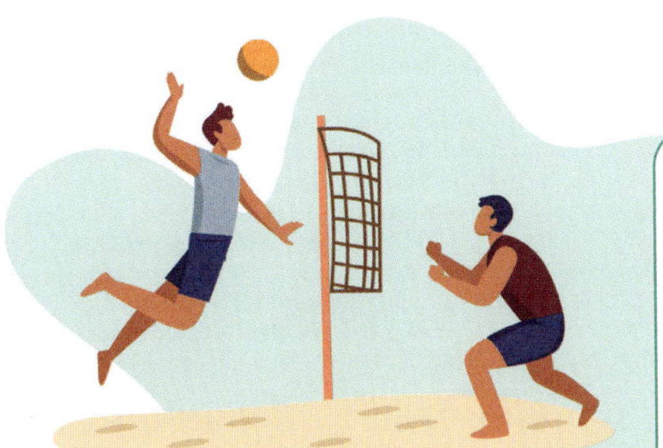

ÉCH	MME	TION
SO	COU	BILITÉ
FLE	AUFFE	TER
S'É	ATA	MENT
HYDR	XI	IL

CHOISIR LA BONNE RÉPONSE

Chaleur et sport ne font pas bon ménage

Pratiquer une activité sportive quand il fait chaud n'est pas totalement contre-indiqué mais il faut être bien préparé. Voici quelques informations à connaître avant d'aller se dépenser. Choisissez les bonnes réponses dans le texte suivant.

Si vous faites du sport quand il fait chaud, vous perdrez beaucoup d'eau /de graisse. Ceci est lié à celle que vous allez évaporer à cause de l'oxygénation / la transpiration.
Vous allez évacuer entre 0,5 et 2,5/2 et 4 litres de sueur par heure donc il faut bien penser à vous hydrater tout au long de l'exercice.
Il est recommandé de boire environ 1 ou 2 verres d'eau toutes les 15/ 55 minutes, à adapter en fonction de la température et l'intensité de l'exercice. La déshydratation est associée à un risque important de blessures/une perte de poids intense mais aussi à une perte des performances. Il faut savoir que 2% de déshydratation représente 7%/20% de performance en moins.
Alors pensez à bien vous hydrater, en buvant mais aussi en vous aspergeant de l'eau sur la tête et le corps.

Solutions

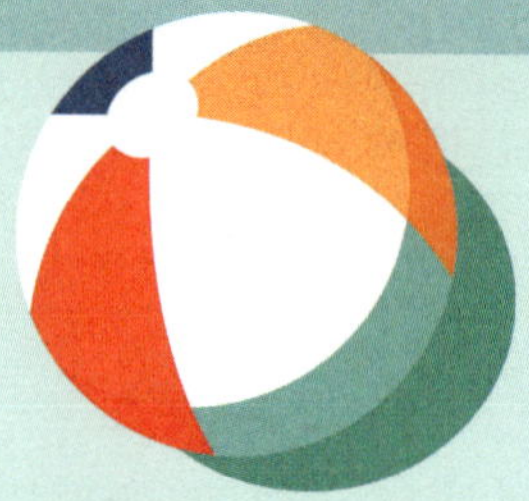

PAGES 4-5

Vrai ou faux ?

1. VRAI : Seuls les moustiques femelles sont capables de reconnaître les humains et ont l'anatomie adéquate pour nous piquer. D'ailleurs, il n'y a que la femelle qui peut créer ce bourdonnement incessant (le fameux bzzz, bzzzz…), le mâle faisant un bruit plus sourd.

2. FAUX : Les moustiques ne sont pas attirés par la lumière. En fait, ces insectes sont pratiquement aveugles, c'est pourquoi ils sont davantage actifs le soir que la journée.

3. VRAI : On l'a dit, les moustiques voient très, très mal. Alors pour trouver de la chair fraiche, ils se repèrent grâce à leur odorat, notamment en sentant le dioxyde de carbone que nous émettons lorsque nous respirons et les phéromones qui émanent de notre corps.

4. FAUX : Les moustiques ont certes un très bon odorat, mais pour la plupart, ils peuvent nous sentir jusqu'à environ 30 mètres.

5. FAUX : Les personnes de groupe sanguin O remportent la première place du concours. Une étude a démontré que les moustiques se posaient deux fois plus sur les personnes de groupe sanguin O que sur celles de groupe sanguin A.

6. FAUX : Même si le moustique pique une personne séropositive, les insectes ne pouvant pas être infectés par le VIH, ils ne peuvent pas le transmettre au prochain humain qu'ils piqueront. Les moustiques peuvent cependant transmettre d'autres maladies comme le virus du Zika, la dengue ou encore le paludisme.

7. VRAI : Les bougies à la citronnelle sentent certes très bon, mais aujourd'hui leur efficacité pour lutter contre les moustiques n'a pas été prouvée. Par contre les répulsifs à base de DEET (aussi appelé N,N-Diéthyl-3-méthylbenzamide) sont très efficaces, tout comme les bonnes vieilles moustiquaires.

Charade

Le moustique tigre (mousse - tea - queue - tigre).

Cet insecte est facilement reconnaissable grâce à ses rayures noires et blanches, qui lui donnent l'apparence d'un petit tigre. Ce type de moustique est connu pour être actif la journée, contrairement à la plupart des autres moustiques, qui piquent plutôt la nuit. Attention, bien que plus petit que les autres moustiques, il est plus dangereux car il peut transmettre des maladies comme la dengue, le paludisme ou encore le chikungunya.

Proverbe secret

« La douceur du miel ne console pas de la piqûre de l'abeille. »

En effet, le miel ne diminuera pas la douleur d'une piqûre d'abeille. À la place, essayez plutôt de retirer le dard en faisant glisser le long de la peau une carte bleue. Sinon, rapprochez une substance chaude de la piqûre, comme une cigarette (sans vous brûler bien sûr). Le venin de l'abeille étant thermolabile, c'est-à-dire sensible à la chaleur, cela permettra de détruire le venin.

Devinette

100 (le sang)

Texte à trous

Lorsqu'on se fait piquer par une méduse, il est important de réagir rapidement. Tout d'abord, rincez la zone touchée à l'**eau de mer**, mais évitez l'utilisation d'**eau douce**, car cela peut faire exploser les **tentacules** de la méduse.
Surtout, **ne frottez pas** la plaie pour éviter d'empirer la situation. Vous pouvez cependant déposer du **sable mouillé** sur la plaie, et **raboter** avec une **carte bleue** pour tenter d'enlever les tentacules douloureux. Contrairement aux idées reçues, **uriner** dessus n'est pas utile, au contraire : **l'urine** n'étant pas stérile, cela peut entraîner une surinfection. Pour calmer la douleur, vous pouvez prendre **du paracétamol** ; attention toutefois, si au bout de quelques heures la douleur ne diminue pas, demandez conseil à votre médecin.

PAGES 6-7

Trousse de secours

LES MÉDICAMENTS	LES CRÈMES	LES OBJETS DU QUOTIDIEN
Paracétamol Anti-vomitif Anti-diarrhéique Ibuprofène Sérum physiologique Antihistaminique	Crème cicatrisante Crème solaire Pommade pour les fesses	Pansements Pince à épiler Sparadrap Stéri-Strip Antiseptique Tire-tique Thermomètre

Le paracétamol est obligatoire pour tout voyage, tout comme **l'ibuprofène**, pour les douleurs et la fièvre. On n'oublie pas également **la crème solaire** pour protéger sa peau. **Les Stéri-strips** vous seront utiles en cas de plaie, tout comme **le sparadrap, les pansements, le bandage** ou même **un antiseptique**. Dans certaines parties d'Asie, il est possible d'attraper la tourista, alors on n'oublie pas de prendre **un anti-vomitif**, **un anti-diarrhéique** et même **un antispasmodique** pour les douleurs. En ce qui concerne les objets en plus, **la pince à épiler** vous sera utile pour retirer les échardes, **le thermomètre** évidemment si vous avez de la fièvre, de **la pommade pour les fesses**, pour les enfants mais aussi pour les adultes en cas d'irritation, de **la crème cicatrisante** et même **un tire-tique** si vous partez dans un environnement boisé. Et si vous partez dans des régions reculées, il peut être pertinent de voir avec votre médecin s'il peut vous prescrire **des antibiotiques**. Quant au **sérum physiologique**, il permettra de vous rincer les yeux ou même le nez.
Concernant le sirop pour la toux, la vitamine C, la lotion tonique, l'anti-rhume ou encore l'anti-rides, ils ne seront pas obligatoires pour votre séjour.

Gestes de premiers secours

A. Massage cardiaque

B. Manœuvre de Heimlich

C. Position latérale de sécurité

D. Compression

E. Garrot

F. Défibrillateur

Le massage cardiaque doit être fait quand la victime est inconsciente et qu'elle ne respire pas. Il faut alterner 30 compressions thoraciques et 2 insufflations (bouche-à-bouche). Continuer jusqu'à ce que les secours arrivent.

La manœuvre de Heimlich est utilisée en cas d'étouffement si la personne ne peut plus parler, respirer ou tousser. Dans le cas où les tapes dans le dos ne font pas effet, vous pouvez réaliser 5 compressions abdominales. Si cela ne suffit pas, alternez 5 claques dans le dos et 5 compressions abdominales, si la victime perd connaissance, posez-la sur le sol et commencez un massage cardiaque.

La position latérale de sécurité (ou PLS) est un geste à pratiquer systématiquement lorsque l'on est en présence d'une personne inconsciente mais qui respire normalement et qui est sur le dos. Cela va permettre de libérer les voies respiratoires et d'éviter que la personne s'étouffe.

La compression sera indispensable en cas d'hémorragie. Il faudra exercer une pression sur la plaie avec si possible un tissu propre. S'il est impossible d'arrêter l'hémorragie ou s'il y a de nombreuses victimes, il faudra privilégier le garrot.

Enfin, **le défibrillateur** automatisé externe (ou DAE) servira en complément d'un massage cardiaque. Il est à utiliser en cas d'arrêt cardiaque et doit être mis en place le plus tôt possible, après avoir alerté les secours.

Petit rappel... de vaccins

- Hépatite A
- Fièvre jaune
- Rage
- Encéphalite japonaise
- Fièvre typhoïde

- Maladie due à l'arbovirus, elle est transmise par certains moustiques. Elle porte essentiellement atteinte au cerveau. La vaccination est recommandée lors de voyages en Asie ou en Océanie en cas de séjour prolongé dans des zones rurales.
- Inflammation du foie dont la propagation virale est souvent due à l'ingestion d'eau ou d'aliments contaminés par les matières fécales d'un sujet infecté. Elle a été découverte par Stephen Feinstone, Albert Kapikian et Robert Purcell en 1973.
- Maladie causée par des bactéries appartenant à la famille des salmonelles. Elle est souvent due à une ingestion de viande peu cuite ou encore d'eau et d'aliments ayant subi une contamination fécale d'origine humaine. Les symptômes (fièvre, maux de tête, perte d'appétit...) apparaissent souvent une à trois semaines après la contamination.
- Il s'agit d'une zoonose qui touche le système nerveux central. Les chiens domestiques sont responsables de la majorité des cas de transmission de ce virus. La vaccination est recommandée aux voyageurs effectuant un séjour prolongé ou aventureux dans un pays à haut risque.
- Due au virus amaril, cette maladie est transmise par certains moustiques. Elle est notamment présente dans les zones tropicales d'Amérique du sud et d'Afrique. Dans la plupart des cas, elle n'entraine pas de symptômes, mais elle peut parfois atteindre le foie et les reins.

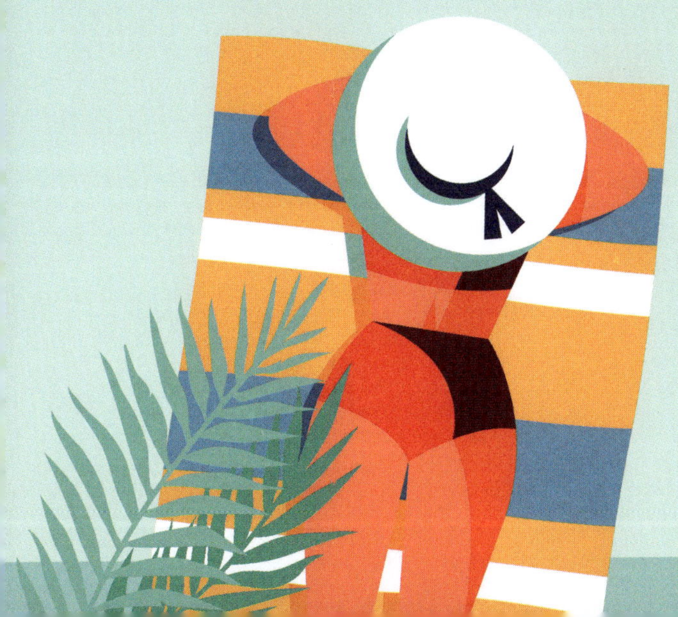

À quoi correspondent ces numéros d'urgence ?

18 : Pour signaler une situation de péril ou un accident et obtenir une intervention rapide (incendie, fuite de gaz, brûlure...).

114 : Numéro d'urgence accessible par SMS pour les personnes sourdes et malentendantes.

112 : Numéro d'urgence à contacter dans tous les pays membres de l'Union européenne, gratuitement.

196 : Dans le cas d'une urgence maritime.

15 : Pour qu'une équipe médicale intervienne lors d'une situation de détresse vitale.

191 : Dans le cas d'une urgence aéronautique.

PAGES 8-9

Qui suis-je ?

1. Le fémur 2. L'étrier 3. Le coccyx 4. L'omoplate

Découvrez le mot caché

R A D I U S
Radio, v**A**ccin, mé**D**ecin, hôp**I**tal, glob**U**les, utéru**S**

Cherchez l'intrus

L'intrus était **le calcanéum** !
Tous ces os constituent les os de la main, sauf le calcanéum qui est situé au niveau du pied. Les os de la main sont divisés en deux rangées. La première comprend le scaphoïde, le lunatum (ou semi-lunaire), le triquetrum (ou pyramidal) et le pisiforme. La deuxième est composée du trapèze, du trapézoïde, du capitatum (ou grand os) et de l'hamatum (ou os crochu).

Vrai ou faux ?

1. VRAI : Chaque main possède 27 os et chaque pied en possède 26.

2. VRAI : Elle peut être due à plusieurs facteurs, comme le vieillissement, le tabagisme ou encore une alimentation pauvre en calcium. L'ostéoporose concerne d'ailleurs plus souvent les femmes, surtout à partir de la ménopause.

3. VRAI : Tandis que si l'os est cassé, rompu, on parlera de fracture complète.

4. FAUX : La scoliose est une maladie liée à la rotation des vertèbres qui arrive souvent lors de l'enfance ou de l'adolescence mais qui peut aussi se déclarer à l'âge adulte.

5. VRAI : La maladie de Lobstein, ou maladie des os de verre, est due à un défaut dans les fibres de collagène. Elle est rare et génétique.

Sudos'ku

7	3	6	2	4	8	9	1	5
5	1	4	7	9	6	8	3	**2**
9	8	2	5	3	1	4	7	6
3	9	7	4	6	2	5	8	1
8	2	5	1	7	9	3	6	4
6	4	1	8	5	3	7	2	9
2	7	3	9	1	5	6	4	**8**
4	5	8	6	2	7	1	9	3
1	6	9	3	8	4	2	5	7

3	**8**	6	9	7	4	5	2	1
1	2	4	8	6	5	7	3	9
7	9	5	2	1	3	6	4	8
4	6	3	1	9	7	2	8	5
2	7	8	4	5	**6**	9	1	5
9	5	1	3	2	8	4	7	6
6	4	7	5	3	1	8	9	2
8	1	9	6	4	2	3	5	7
5	3	2	7	8	9	1	6	4

2 8-8 6 os, soit **206 os** à l'âge adulte

Classement

	Printemps	Été	Automne	Hiver
Chou de Bruxelles			X	X
Asperge	X	X		
Pêche		X		
Épinard	X	X	X	
Kiwi				X
Petits pois		X		
Oignon	X	X	X	X
Mûre	X	X	X	
Fraise		X		
Pomme		X	X	X

Quiz

1./c.
La ville de Nice est mondialement reconnue pour sa salade niçoise, un must de nos étés.

2./b.
Le pruneau est un fruit qui a un effet laxatif naturel causé par sa forte teneur en dihydroxyphénylisatine, une substance qui stimule les contractions intestinales.

3./a.
Le gaspacho traditionnel, originaire du sud de l'Espagne, est une soupe froide de tomates bien mûres crues, mixées ou non, allongées d'eau et de glaçons, à laquelle on peut ajouter des légumes mixés – concombre, poivron, oignon – et des croûtons de pain.

4./a.
L'aubergine est un légume riche en antioxydants, notamment en nasunine, une anthocyane qui lui donne sa couleur pourpre. Ces composants peuvent aider à réduire le taux de cholestérol et à améliorer la santé cardio-vasculaire.

5./b.
Une boule de sorbet au citron compte en moyenne 60 calories, 10 crevettes grises 10 calories et 100 grammes de cerises 71 calories.

Creuse-méninges

Glace en cornet = 10, fraise = 4, botte de radis = 2.
Donc botte de radis + glace en cornet + fraise = **16**

Association

1./B. 2./F. 3./C. 4./G. 5./A. 6./H. 7./D. 8./E.

Cherchez l'erreur

Réponse C.

Le bon mot

C I N É T O S E
Camion, b**I**llet, fu**N**iculaire, bat**E**au, trot**T**inette, autor**O**ute, autobu**S**, remorqu**E**

Quel engin fut créé le premier ?

Train → 1804 → Richard Trevithick
Le train à vapeur est né en 1804, c'est l'ingénieur anglais Richard Trevithick qui fait circuler la première locomotive à vapeur.

Avion → 1890 → Clément Ader
Le Français Clément Ader dépose un brevet en 1990 sur « un appareil ailé pour la navigation aérienne dénommé Avion ».

Montgolfière → 1783 → Frères Montgolfier
Les frères Montgolfier ont donné leur nom à cette invention fascinante qu'est la montgolfière, et ce en 1783.

Véhicule automobile → 1770 → Joseph Cugnot
En 1770, Joseph Cugnot invente le premier véhicule automobile. Comme les frères Montgolfier, il est français ! L'engin, dénommé le fardier, était à vapeur.

Bateau à vapeur → 1803 → Robert Fulton
Le premier bateau à vapeur est né en 1803. On considère que Robert Fulton en est l'inventeur. Le procédé de propulsion avait déjà été utilisé pour un bateau mais c'est cet ingénieur américain qui parvint à le rendre opérationnel.

Qui suis-je ?

Réponse : Je suis le *Titanic* !
C'est en effet grâce au film de James Cameron, sorti en 1997, que je suis devenu plus qu'un simple paquebot. Avec Rose et Jack, je suis devenu une véritable ode à l'amour.

Quiz

1./c.
L'organe de l'équilibre est l'oreille interne. Or, quand on est en voiture, on bouge, l'oreille perçoit alors des micromouvements, dans les virages par exemple. Le problème, c'est qu'en fait vous êtes assis, avec les yeux quasiment immobiles. Donc il y a deux messages différents qui sont envoyés, le cerveau a l'impression que vous êtes immobile et l'oreille interne est persuadée que vous bougez. C'est cette discordance d'information qui est responsable du mal des transports.

2./b.
Le mal des transports touche en effet plus souvent les femmes, notamment pendant une grossesse, mais aussi les enfants.

3./b.
Avant de prendre la route, il vaut mieux avoir mangé quelque chose de pas trop gras et trop copieux, car cela va demander un effort de digestion supplémentaire ; vous risquez alors d'avoir plus de nausées. Si vous partez le matin, optez pour une pomme ou une compote avec une tasse de thé par exemple.

4./c.
En voiture, il faut éviter d'être sur son téléphone ou de lire un livre car sinon, le cerveau est persuadé d'être à l'arrêt, ce qui empire alors la discordance d'information avec l'oreille interne. L'idéal est d'être assis à l'avant ou de prendre la place du milieu à l'arrière pour pouvoir regarder au loin.

5./a., b., c.
Les trois solutions présentées peuvent être utilisées, mais toutes n'ont pas une efficacité prouvée. Le gingembre est utilisé en phytothérapie, il agit comme un traitement préventif des nausées et vomissements qui a fait preuve de son efficacité dans le mal des transports. Concernant les bracelets d'acupression, le principe est simple, il appuie légèrement sur le poignet pour limiter le mal des transports. Il est efficace mais pas à 100 %, toutefois il ne possède aucun effet secondaire donc cela

peut être une solution. Idem pour le pansement sur le nombril, aucune explication scientifique à ce jour mais il semble s'avérer efficace chez beaucoup de patients.

Labyrinthe

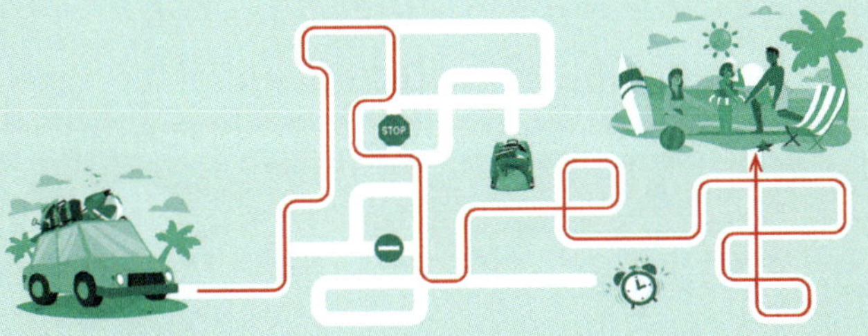

PAGES 14-15

Étape par étape

1. Le sang pauvre en oxygène et riche en dioxyde de carbone (CO_2) est amené par les veines caves dans le cœur, plus précisément dans l'oreillette droite.
2. Le sang est ensuite pompé dans le ventricule droit.
3. Le sang remonte dans les artères pulmonaires pour ensuite arriver dans les poumons.
4. Le sang est désormais oxygéné.
5. Le sang passe dans les veines pulmonaires pour arriver dans l'oreillette gauche.
6. Le sang circule dans le ventricule gauche.
7. Le sang passe dans l'aorte, qui est le plus gros vaisseau du corps humain.
8. Le sang amène l'oxygène à l'ensemble des organes (dont le cerveau, le foie, les reins ou encore les muscles).
9. Les organes utilisent l'oxygène et éliminent le CO_2.
10. Le sang, chargé en CO_2, retourne dans l'oreillette droite et le cycle recommence.

Trouvez l'intrus

La bonne réponse était « **âge et sexe** », même si tous les facteurs ici présents favorisent bel et bien un infarctus du myocarde. J'aurais d'ailleurs pu y ajouter les antécédents familiaux ou encore l'obésité. Toutefois, dans la liste, seuls l'âge et le sexe sont des facteurs sur lesquels nous ne pouvons pas agir, contrairement à tous les autres facteurs cités. Selon la Fédération française de cardiologie « 80 % des maladies cardio-vasculaires peuvent être évitées grâce à une meilleure hygiène de vie ».

Les bienfaits de certains aliments sur le cœur

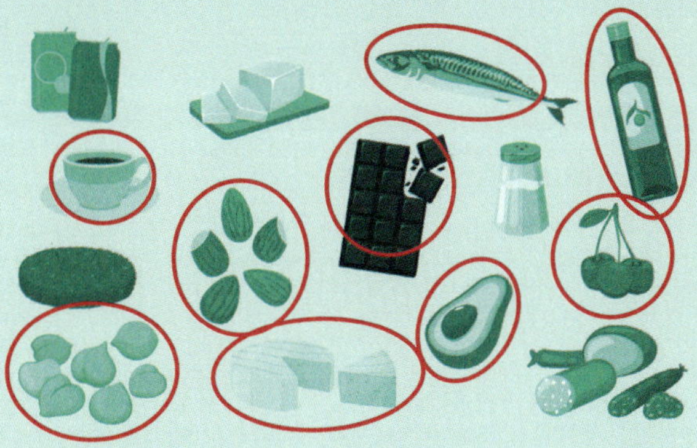

Le café, les amandes, le maquereau, l'huile d'olive, le chocolat noir, les pois chiches, les avocats et les cerises sont des aliments sains pour votre cœur. Si on prend l'exemple des pois chiches, qui sont des légumineuses, ils permettent notamment de réduire le taux de cholestérol. Quant à la cerise, il s'agit d'un antioxydant qui permettrait de réduire les taux de triglycérides et de cholestérol. En revanche, la viande rouge augmente le risque d'avoir des maladies cardio-vasculaires quand elle est consommée en grande quantité, tout comme la charcuterie, le fromage, le sel ou même les matières grasses comme le beurre ou la crème fraîche.

Mots à trous

1. Tensiomètre.
Le tensiomètre permet de vérifier la tension artérielle d'un patient. Il est d'ailleurs très utile d'en avoir un chez soi. Il faut savoir que l'hypertension artérielle est la maladie chronique la plus fréquente en France ; elle touche une personne sur 3 dont la moitié n'est pas au courant. Il s'agit d'une maladie silencieuse, or pour la traiter, il faut d'abord savoir si vous en souffrez.
2. Pacemaker.
Il s'agit d'un dispositif utilisé en cas d'arythmie cardiaque qui permet de réguler la vitesse des battements du cœur. Aujourd'hui, les pacemakers sont très discrets et dissimulés sous la peau.
3. Électrocardiogramme.
Il s'agit d'un examen qui permet d'enregistrer l'activité cardiaque.
4. Stéthoscope.
Cet appareil donne des informations sur l'état du patient, il est notamment utilisé pour ausculter le cœur et les poumons.
5. Défibrillateur.
Il envoie des impulsions électriques sur des victimes d'arrêt cardiaque. Il peut littéralement sauver des vies. Il existe des applications qui permettent de localiser rapidement un défibrillateur, comme Staying Alive.

Trouvez le bon cœur

Il s'agit du cœur **D.**

PAGES 16-17

Quiz

1./b. 2./a. 3./c. 4./b. 5./c.

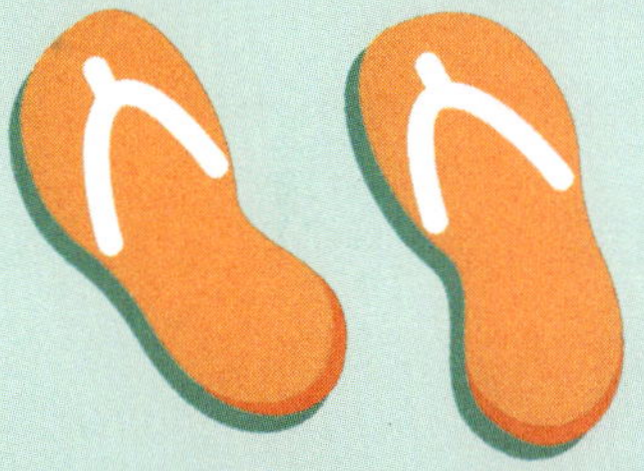

Rébus

Réponse : **eau minérale** (o-mi-nez-râle)

Anagrammes

1. CHOUBE : **BOUCHE**
2. APHOGEOSE : **OESOPHAGE**
3. COMATES : **ESTOMAC**
4. TINTINES RÊGLE : **INTESTIN GRÊLE**
5. GANS : **SANG**
6. ORANGES : **ORGANES**
7. SINE : **REINS**
8. RUINE : **URINE**
9. EURUS : **SUEUR**
10. PRATARTINIONS : **TRANSPIRATION**

Vrai ou faux ?

1. FAUX : Il faut boire à sa soif, idéalement entre 1,5 et 2 litres par jour. Au-delà de 5 litres par jour, votre santé peut être mise en danger.

2. VRAI : Notre corps rejette le surplus d'eau par les urines, les selles, la transpiration et la respiration.

3. VRAI : Boire de l'eau est la seule bonne façon de s'hydrater. Si elle s'accompagne d'une alimentation équilibrée et d'une hygiène de vie saine, le corps humain n'a besoin de rien d'autre.

4. FAUX : Les eaux en bouteille et celle du robinet se valent en France et dans de nombreux pays. Et si jamais l'eau potable qui arrive chez vous devient impropre à la consommation, vous en serez alerté par les autorités.

5. FAUX : Au bout d'un certain temps, le plastique des bouteilles se désagrège en microparticules qui flottent dans l'eau et que vous ingérerez à la première gorgée. Consommez vos bouteilles d'eau dans l'année suivant leur achat.

6. VRAI : À part si vous avez de gros problèmes de digestion, vous pouvez boire indifféremment de l'eau gazeuse ou de l'eau plate. À titre personnel, je ne bois que de l'eau gazeuse et je me porte comme un charme.

7. FAUX : Notre corps possède des récepteurs de température sur la peau et dans le tube digestif. Lorsque nous buvons trop froid, ces capteurs digestifs vont interpréter notre geste comme une baisse de température de notre corps et comprendre trop tôt que nous n'avons plus besoin de boire. Il vaut donc mieux boire de l'eau à température ambiante, voire chaude en été : ainsi, nous allons transpirer et faire baisser notre température corporelle.

Points à relier

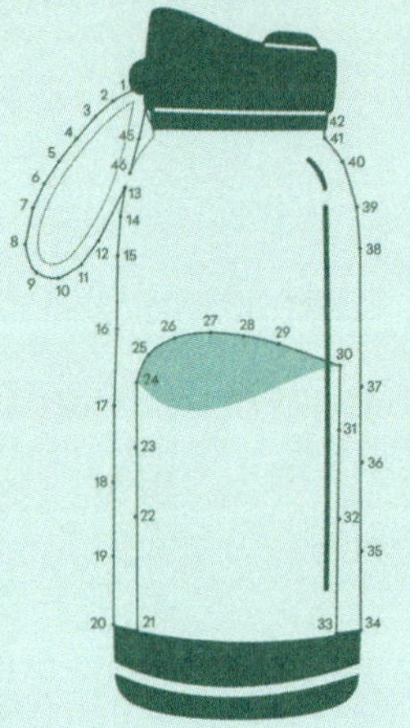

PAGES 18-19

Bien se protéger du soleil

1./b.
Le SPF 50 reste le plus efficace puisqu'il arrête environ 98 % des UVB. Et on ne le répétera jamais assez mais même avec un indice 50, la crème solaire ne vous empêchera pas de bronzer !

2./c.
Cet indice indique que l'on met 50 fois plus de temps à prendre un coup de soleil par rapport à la peau sans crème. Donc en théorie, si vous prenez un coup de soleil en deux minutes, avec une crème solaire il vous faudra plutôt 2 x 50 minutes, soit 100 minutes... Mais ça c'est à condition de l'appliquer en quantité suffisante.

3./b.
Les rayons UVA pénètrent en profondeur le derme de la peau. Ils jouent un rôle dans l'apparition de taches pigmentaires mais aussi dans le processus de vieillissement cutané. Quant aux UVB, ce sont eux les responsables des coups de soleil ou encore des cloques, ainsi que de la majorité des cas de cancers de la peau. Attention donc à bien acheter une crème solaire avec les logos UVB et UVA ; pour les UVA il faut une protection correspondant à 1/3 du SPF indiqué sur l'étiquetage.

4./b.
Réponse : Pour être bien protégé, il faut mettre de la crème solaire régulièrement. On recommande de mettre entre 6 et 8 cuillerées à café par utilisation.

5./a.
La crème solaire pour les enfants est vraiment plus efficace, elle protège tout de suite la peau alors que celle pour adultes met en général une quinzaine de minutes à faire effet. Avec cette dernière, il est donc recommandé de se tartiner de crème solaire au moins quinze minutes avant l'exposition au soleil et pas une fois arrivé à la plage.

6./c.
La lucite estivale bénigne est le terme scientifique pour désigner une allergie au soleil. Elle touche 10 à 20 % de la population, majoritairement des femmes entre 25 et 35 ans et est lié aux UVA. Elle se caractérise par des petits boutons qui apparaissent au niveau des zones exposées au soleil. Il existe un traitement assez efficace qui est l'hydroxychloroquine, que l'on prend 10 à 15 jours avant l'exposition au soleil pour éviter ce désagrément.

Rébus

J'ai attrapé un coup d'soleil, un coup d'amour un coup d'je t'aime.
(Jet - at - rat - pet - un - cou - d'- sceau - lait - Y - Ain - coup - dame - houx - R - un - coude - jeux - thé - meuh)

J'espère que, comme moi, vous avez désormais la musique en tête ! Et si comme Richard, vous avez attrapé un coup d'soleil, votre peau est alors plus fragile, elle ne vous protège plus autant. Alors après un coup de soleil, évitez toute exposition au soleil pendant environ une semaine, sinon, vous augmentez les risques de cancer cutané.

Un peu de maths

La crème solaire et la casquette coûtent au total **15,10 euros**.
Sachant que la crème coûte un euro de plus que la casquette, cette dernière est vendue au prix de 7,05 euros et la crème 8,05 euros.
Ainsi, on respecte l'écart d'un euro et le total est bien égal à 15,10 euros (8,05 + 7,05 = 15,10) !
Concernant la crème solaire, le prix ne fait évidemment pas la qualité, ce qui compte c'est l'indice de protection et qu'elle protège à la fois des UVA et UVB.

Objets cachés

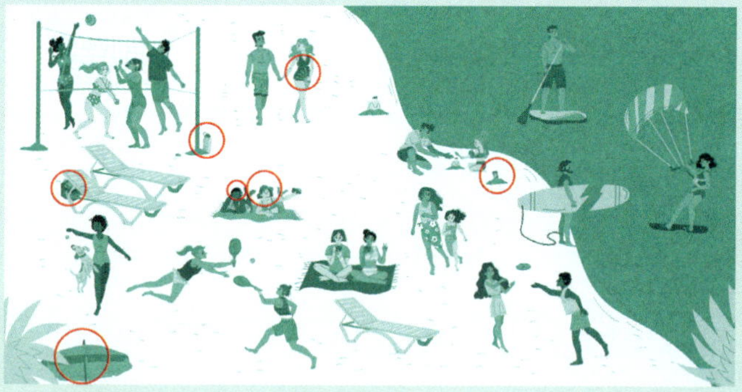

PAGES 20-21

Texte à trous

Un produit **ultratransformé** est un **aliment** ou une **boisson** qui contient au moins **un** ingrédient qui n'existe pas tel quel dans la **nature** ou dans nos placards. La liste de ces ingrédients ajoutés par les **industriels** est quasiment impossible à établir tant elle est **longue**. On y trouve des **additifs**, mais aussi des graisses **raffinées**, des extraits et des arômes naturels, des arômes de **synthèse**, du sirop de **glucose**, etc. Ces marqueurs permettent d'améliorer artificiellement la **texture** d'un produit, sa **couleur** ou encore son **odeur** tout en faisant faire d'énormes **économies** aux industriels.

Affirmations erronées

2. C'est 5 ingrédients et non 10.

5. Au contraire, malheureusement : plus le produit est bon marché, plus il a de chance de comporter des additifs et autres composés chimiques toxiques pour la santé.

7. Le fructose est tout à fait recommandé à l'état naturel, c'est le sucre des fruits.

Mots croisés

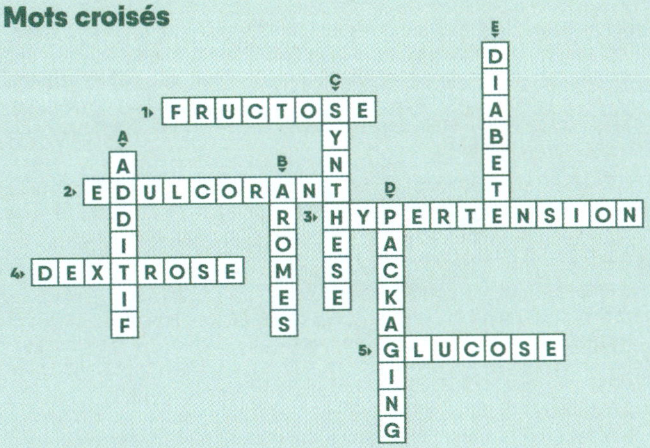

Labyrinthe

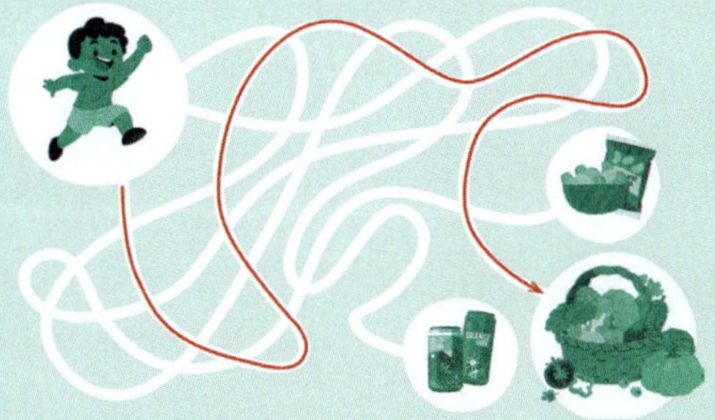

PAGES 22-23

Comment fonctionnent les neurones ?

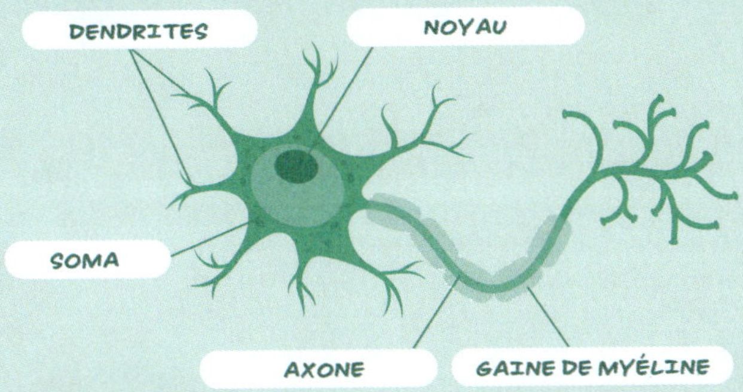

C'est logique !

DNOSAJJ **M** AMFJ

Réponse : **M**, pour le mois de mai.
Car oui, cette suite logique représente les premières lettres de chaque mois, à l'envers.

Mots croisés

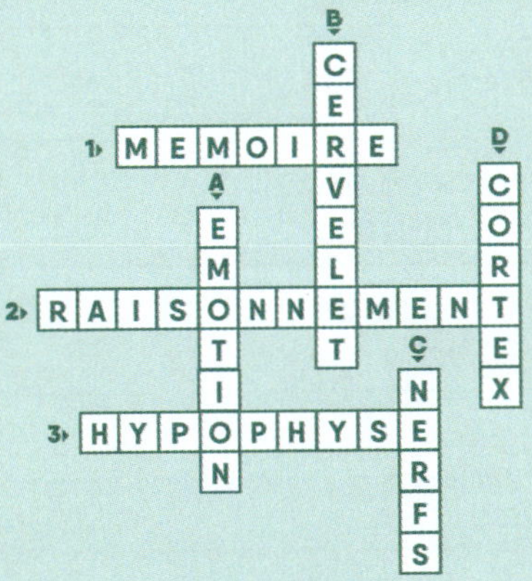

Trouvez l'intrus

Réponse : L'intrus était **la voiture**, car c'est le seul mot qui est composé de sept lettres, les autres en comprenant six.

Questions sur le jeu de mémoire

1. Il y a 11 illustrations.
2. Les fleurs étaient de couleur rose.
3. Trois objets commencent par un P : plan, passeport et parasol.
4. Le numéro affiché sur les clés était le 628.
5. Le symbole d'une sphère, représentant le monde, est apposé sur le passeport.

PAGES 24-25

Bien choisir son équipement

1. **CHAUSSURES HAUTES** Attention, le pied a tendance à gonfler lorsqu'on fait un effort, donc il est parfois nécessaire de prendre des chaussures avec une pointure au-dessus.
2. **SEMELLES CRANTÉES**
3. **COUPE-VENT IMPERMÉABLE** Parce que oui, il peut faire froid là-haut !
4. **BÂTONS**
5. **BRETELLES ADAPTABLES**
6. **CEINTURE VENTRALE**

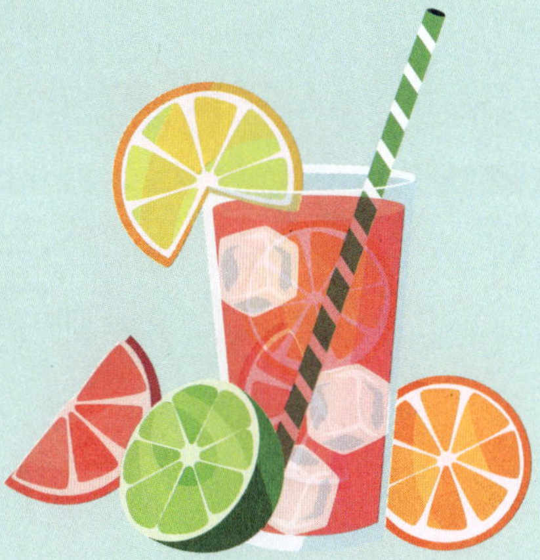

Quel pique-nique emporter ?

VALEURS NUTRITIONNELLES	
Valeurs moyennes pour	100 g
Énergie	778 kJ (soit 185 kcal)
Matières grasses dont acides gras saturés	5,9 g 0,5 g
Glucides dont sucres	23 g 3,1 g
Fibres alimentaires	2,8 g
Protéines	8,9 g
Sel	1,2 g

Oh hisse...

Réponse : **Casquette, boussole, trousse de secours, carte et téléphone** seront nécessaires pour partir randonner. Délaissez les objets inutiles pour éviter que votre sac à dos ne pèse trop lourd. Évidemment, les sodas sont à mettre de côté, pour bien s'hydrater, on boit de l'eau !

Se repérer sans boussole ?

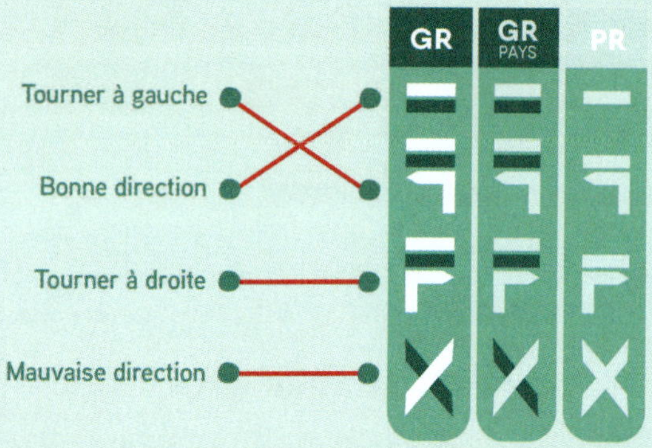

Labyrinthe

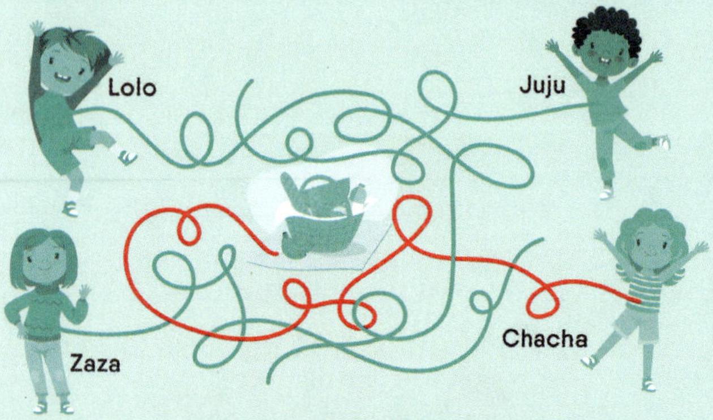

PAGES 26-27

Vrai ou faux ?

1. VRAI : Les protéines sont l'un des constituants des aliments qui contribuent à l'apport énergétique.

2. FAUX : Les protéines assurent une multitude de fonctions au sein de la cellule vivante et dans les tissus. Certaines, les enzymes, catalysent les réactions chimiques de synthèse et de dégradation nécessaires au métabolisme de la cellule. D'autres protéines assurent un rôle structurel au sein du cytosquelette ou des tissus (collagène), certaines sont des moteurs moléculaires qui permettent la mobilité, d'autres sont impliquées dans le conditionnement de l'ADN, la régulation de l'expression génétique, le métabolisme énergétique ou encore la transmission de signaux cellulaires.

3. FAUX : Les protéines ont un index glycémique égal à 0 car elles ne contiennent pas de sucre et ne font donc pas varier votre taux de sucre dans le sang. C'est pourquoi il est important d'avoir un apport en protéine à chaque repas.

4. FAUX : Pour un bon équilibre alimentaire, nous avons besoin de protéines d'origine à la fois animale et végétale. Cependant, elles diffèrent en termes de composition en acides aminés et de biodisponibilité. Les protéines d'origine animale sont considérées comme les plus « efficaces », car elles sont complètes (contenant les huit acides aminés essentiels) et très digestes. Les protéines d'origine végétale peuvent manquer d'un, deux ou même trois acides aminés essentiels, et leur biodisponibilité est moins grande que celle des protéines animales. Cependant, les protéines végétales sont également des sources de glucides complexes et de micronutriments indispensables à notre équilibre alimentaire.

5. VRAI : Les protéines peuvent être d'origine végétale ou animale.

6. VRAI : L'eau est un des rares aliments qui ne contient pas de protéines. Tous les autres aliments en contiennent, parfois dans des proportions très faibles, moins de 1 g pour 100 g, comme les cerises ; d'autres en contiennent beaucoup, comme la spiruline, 58 g pour 100 g.

Cherchez l'intrus

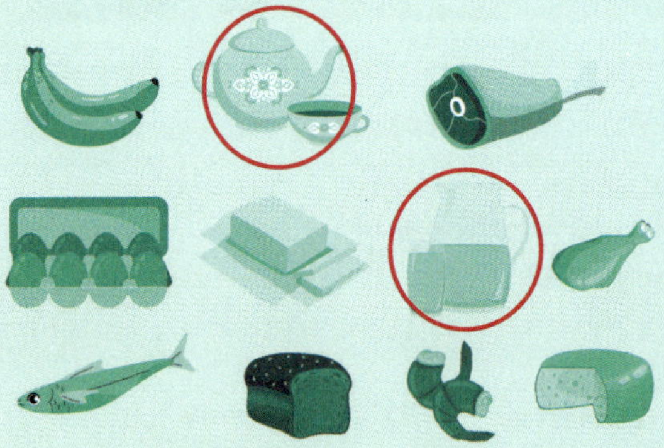

Réponse : **L'eau et le thé.**
Ces deux aliments ne comportent aucune protéine. La banane comporte des protéines à hauteur de 1 %.

Un peu de mathématiques

Parmesan : **39**
Soja : **38**
Cabillaud : **30**
Blanc de poulet : **29**
Bœuf : **26**
Noix : **21**
Amandes : **20**

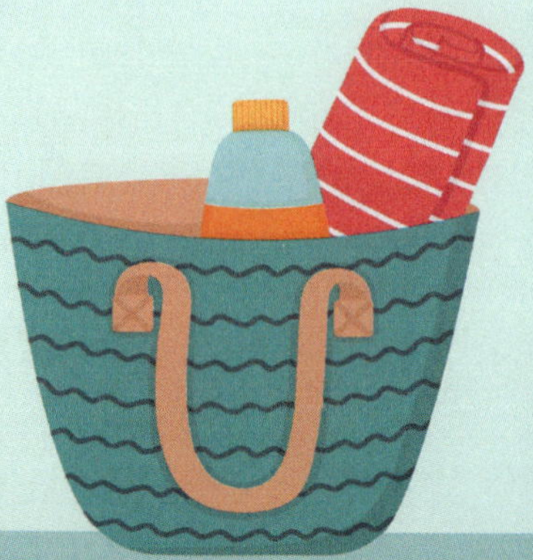

Mots croisés

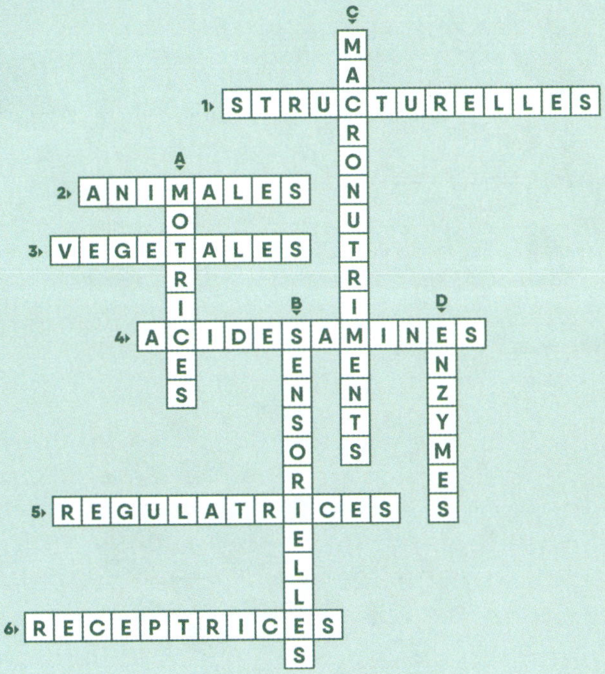

PAGES 28-29

À la lettre près

VOMISSEMENTS

DIARRHÉE

FIÈVRE

DÉSHYDRATATION

INAPPÉTENCE

BALLONNEMENT

SPASMES

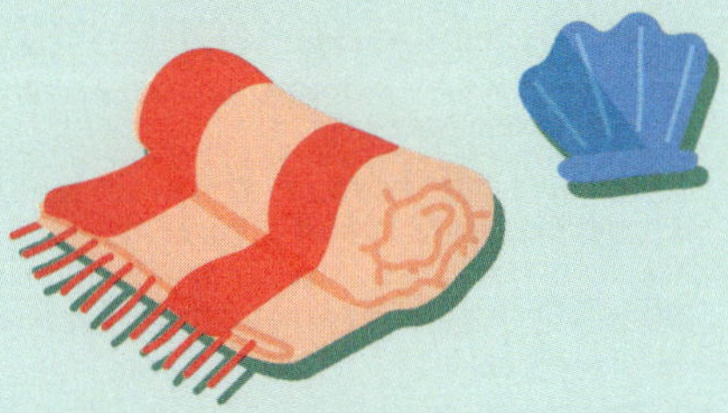

Si vous partez en vacances cet été, il sera important d'emporter avec vous un anti-diarrhéique, un anti-spasmodique et un anti-vomitif au cas où... Pour les enfants de moins de 2 ans, prenez également des solutés de réhydratation orale.

Choisir la bonne réponse

La rhinite allergique saisonnière est majoritairement causée par l'exposition **au pollen**/~~à la poussière~~. Elle se manifeste par un nez **qui coule**/~~qui saigne~~, une crise d'éternuement, des yeux qui grattent et parfois même avec ~~un chalazion~~/**une conjonctivite**. Ces symptômes vont revenir de manière **cyclique**/~~unique~~ à chaque saison et altéreront la qualité de vie de ceux qui en souffrent. Les anti-allergiques, ou ~~anti-inflammatoires~~/**antihistaminiques**, sont à prendre le plus tôt possible, souvent **avant le début de la saison**/~~quand les premiers symptômes apparaissent~~ et ce durant toute la période d'exposition. Au-delà de ces médicaments, voici quelques gestes simples pour limiter les symptômes. Tout d'abord, prendre sa douche plutôt ~~le matin~~/ **le soir** et se rincer les cheveux car les allergènes, comme le pollen, vont rester coincés sur votre cuir chevelu et se déposer sur l'oreiller. Aérer aussi vos pièces au moins **10 minutes**/~~1 heure~~ par jour, de préférence avant le lever du soleil ou après son coucher. En cas de trajet en voiture, gardez bien vos fenêtres ~~ouvertes~~/**fermées** pour éviter que les allergènes ne rentrent.

Et si vous souhaitez tenter la désensibilisation, il faut d'abord savoir à quel type de pollen vous êtes allergique. Vous pourrez ensuite vous faire désensibiliser en période dite froide, donc plutôt **à la rentrée**/~~en début d'été~~.

Vrai ou faux ?

1. VRAI : Les angines sont aussi présentes en été ! Elles peuvent être favorisées à la suite d'un choc thermique. Alors évitez les allers-retours entre les endroits climatisés et la chaleur extérieure, évitez aussi de boire gelé.

2. VRAI : L'exposition au soleil est l'un des principaux facteurs déclencheurs de l'herpès labial, surtout si vous en avez déjà eu dans le passé. La petite astuce est de mettre du stick solaire sur vos lèvres pour réduire le risque de récidive.

3. FAUX : L'intoxication alimentaire est une maladie courante en été. Et cela tout simplement car les germes ont tendance à se développer plus rapidement quand il fait chaud. Alors faites bien attention quant au respect de la chaîne du froid pour éviter la prolifération des bactéries.

4. VRAI : En été, les températures élevées peuvent entraîner une augmentation de la transpiration et donc une déshydratation. Celle-ci peut rendre les selles plus dures, ce qui peut entraîner ou aggraver la constipation.

5. VRAI : Les verrues sont dues à des virus. Alors en été, entre le pédiluve à l'entrée des piscines et le sable humide de la plage, on peut facilement en attraper.

6. FAUX : La conjonctivite peut en effet être d'origine virale, bactérienne ou allergique. Mais la conjonctivite allergique n'est pas contagieuse, contrairement aux deux autres qui le sont beaucoup. Pour éviter de la transmettre, évitez de toucher vos yeux et lavez-vous bien les mains.

Rébus

Infection urinaire (1 - fée - k' - scie - on - u - riz - nerfs)

L'été est propice aux infections urinaires, ou cystites. Si on ne boit pas assez d'eau et qu'il fait chaud, les urines ont tendance à stagner dans la vessie, ce qui favorise la multiplication des bactéries. Alors surtout, on boit beaucoup d'eau et on va régulièrement aux toilettes pour éviter cela.

Rouge... ou vert ?

1. En vert.
Il faut bien penser à se laver les mains avant de manger pour éliminer toutes les bactéries.

2. En rouge.
Avant de manger un fruit, on le lave ou on le pèle pour éviter d'ingérer les microbes qui se sont posés dessus.

3. En rouge.
Si vos yeux grattent, résistez ! Vous avez peut-être une conjonctivite et risquez de transmettre vos bactéries à vos amis ou votre famille.

4. En rouge.
Boire de l'eau c'est bien, mais boire de l'eau en se protégeant du soleil, c'est mieux. Alors cet été, on n'oublie pas casquette, lunettes et crème solaire.

5. En vert.
Si vous voulez éviter les moustiques cet été, et les maladies qu'ils peuvent transmettre, n'hésitez pas à investir dans une moustiquaire.

6. En vert.
Si vous êtes malade, éternuez dans votre coude ou un mouchoir pour éviter de transmettre vos microbes.

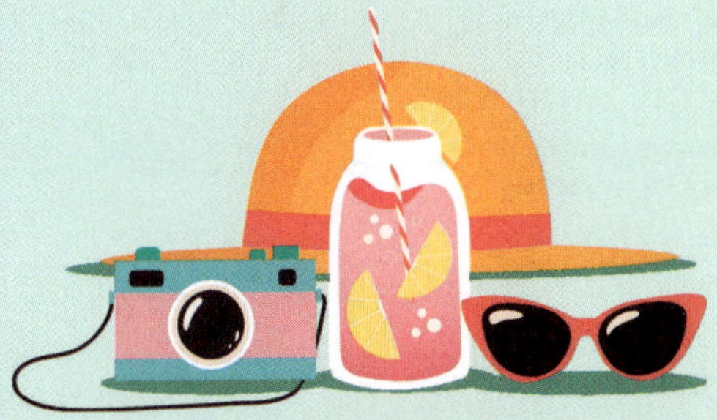

PAGES 30-31

Vrai ou faux ?

1. VRAI

2. VRAI

3. FAUX : Il est composé de deux lobes.

4. FAUX : C'est un organe très vascularisé qui contient plus de 10 % du volume sanguin total du corps.

5. VRAI

6. VRAI

7. VRAI

8. FAUX : La crise de foie n'existe pas !

Texte à trous

La consommation excessive d'alcool est connue pour être l'une des principales causes de maladies du foie. Elle peut par exemple mener à une **hépatite alcoolique**, qui est souvent asymptomatique. Toutefois, elle peut entraîner une **cirrhose**, qui est une inflammation conduisant à la perte des fonctions du foie, des dégâts qui sont **irréversibles**.
En fait, lorsque vous consommez de l'alcool, votre foie travaille pour le détoxifier, en le transformant d'abord en **aldéhyde** puis en **acide acétique** afin ensuite de l'éliminer de votre corps. Cependant, quand les quantités ingérées sont importantes et régulières, cela peut endommager les **cellules hépatiques**, ce qui peut entraîner des maladies du foie. Alors on ne le répétera jamais assez, l'alcool ce n'est pas plus de deux verres par jour et pas tous les jours.

Le jeu des ombres

De gauche à droite : Pancréas, reins, **foie** et rate.

Qui fait quoi ?

1. IG 2. GI 3. GI 4. IG 5. IG 6. GI 7. IG 8. GI

Rébus

Microbiote (Mie - crocs - billes - hotte)

PAGES 32-33

Do it yourself

1/E 2/C 3/D 4./A 5./B

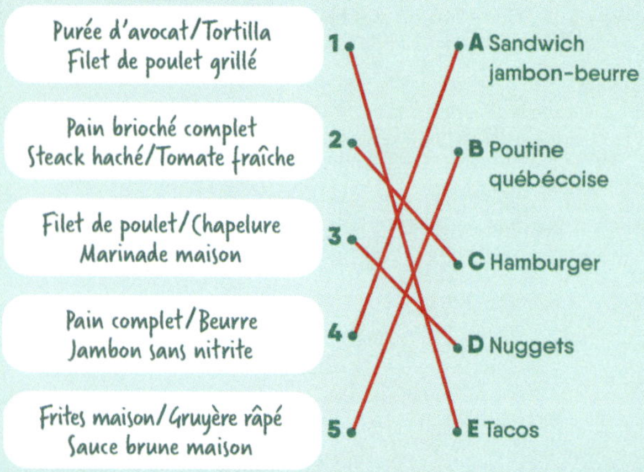

Charade

Dopamine (Do - pas - mine)

Labyrinthe

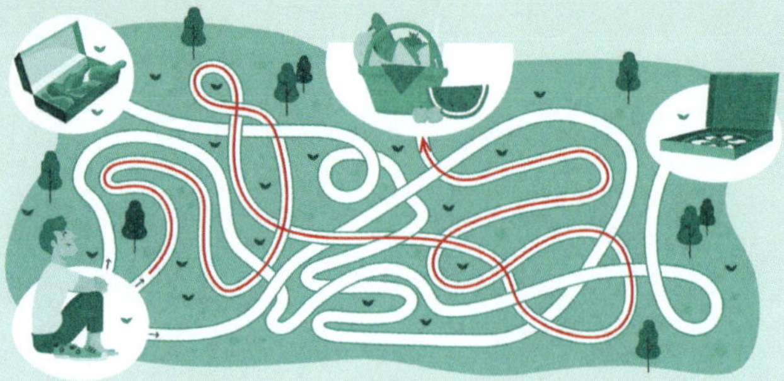

Jeu des 7 erreurs

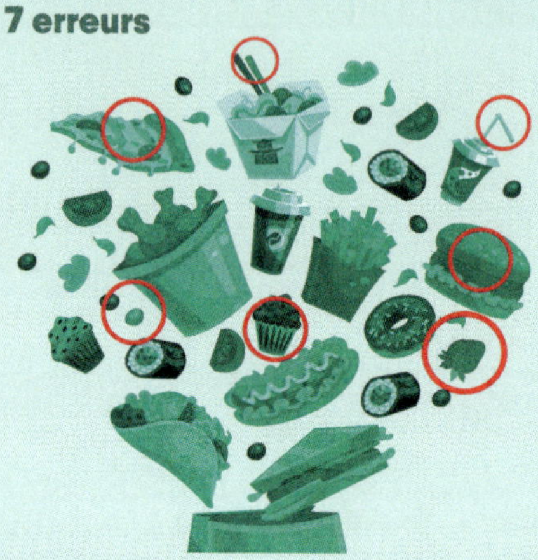

Vrai ou faux ?

1. FAUX : Contrairement aux idées reçues, un soda est une boisson gazéifiée ou non, obtenue à partir d'eau, de sucre et de substances aromatiques végétales.

2. FAUX : Les boissons gazeuses de type cola n'ont aucun effet sur les symptômes de la gastro-entérite. Le soda n'a aucune propriété anti-vomitive, ne contient pas de sels minéraux pour aider à la réhydratation. Pour stopper les vomissements, sucez un bonbon : c'est le sucre qui les arrêtera.

3. FAUX : Dans les sodas dits sans sucre, le sucre est remplacé par des édulcorants, aspartame ou acésulfame-K, qui augmentent l'insulinorésistance et rendent diabétiques, et favorisent l'apparition de maladies cardio-vasculaires et de certains cancers. Ces boissons contiennent aussi un colorant, le caramel de sulfite d'ammonium, dont le résidu appelé 4MI est cancérigène. Enfin, elles contiennent aussi de l'acide phosphorique, qui, s'il se trouve en trop grande quantité dans le corps, provoque lui aussi des maladies cardio-vasculaires et rénales, entre autres.

4. VRAI : Nous avons déjà tous lu la mention « se boit très frais » sur la bouteille d'un soda. Pourquoi ne faut-il pas le boire chaud ? Parce que c'est infect, vous avez raison, mais aussi parce que, lorsque nous buvons un cola très frais, nous anesthésions les papilles gustatives de notre langue, nous ne prenons donc pas conscience de la charge en sucre que nous ingérons, et nous consommerons donc plus de soda que de raison. En revanche, en buvant à température ambiante, notre corps comprend très bien que c'est déraisonnable…

5. VRAI : Le sucre contenu dans ces boissons rend le taux de glucose dans le sang trop élevé. Cet excès endommage les parois internes des artères, les rendant plus fragiles et plus sensibles à l'accumulation de cholestérol. Ce dernier y pénètre et favorise la formation des plaques d'athérome qui vont progressivement boucher les artères, causant, à terme, infarctus ou accident vasculaire cérébral.

6. VRAI : Lorsque nous buvons une boisson sucrée, nous stimulons ces cellules qui vont produire une hormone responsable de la faim : la ghréline. C'est pourquoi le sucre appelle la faim. Et c'est une des raisons pour lesquelles les fast-foods sont souvent très généreux sur les quantités de soda qu'elle vous offre...

7. VRAI : Quand nous consommons des boissons sucrées de type sodas, le pancréas sécrète de l'insuline en grande quantité, pour absorber l'apport excessif de sucre dans le sang et stabiliser la glycémie. Ce pic d'insuline descend ensuite aussi vite qu'il est monté et provoque un état de fatigue général. En évitant les sodas seulement pendant une semaine, vous devriez déjà retrouver de l'énergie.

8. FAUX : L'idée circule selon laquelle les bulles des sodas gazeux aideraient à la digestion. Non seulement rien n'est prouvé, mais surtout nous savons aujourd'hui que sucre et digestion ne font pas bon ménage. C'est pire avec les sodas dits light : une étude récente a montré que ces derniers pourraient rendre pathogènes les bactéries saines présentes dans nos intestins et entraîner de graves problèmes au niveau de la paroi intestinale.

PAGES 34-35

Qui suis-je ?

Réponse : **La transpiration !**
Le corps humain doit être maintenu à une température constante, d'environ 37 °C. Lorsque la température extérieure augmente, le corps doit évacuer la chaleur présente pour éviter la surchauffe. Cela passe notamment par la transpiration.

Associer les troubles de l'été avec leur définition

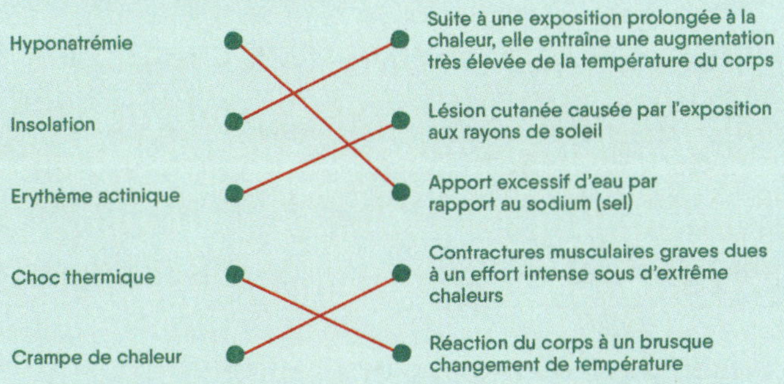

Dans le bon ordre

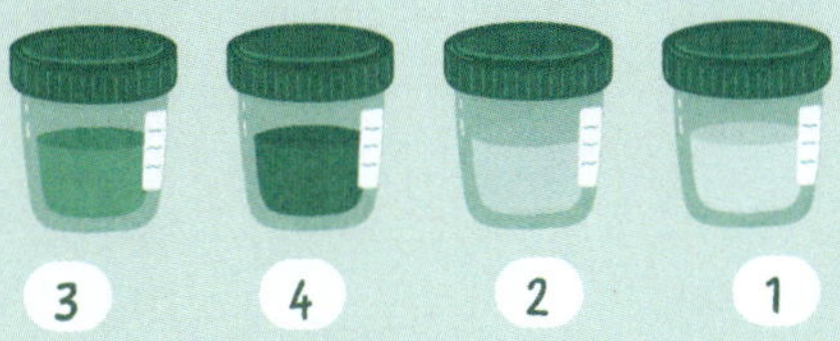

Le rein est un organe extraordinaire qui permet d'éliminer les toxines et les minéraux de l'organisme. Si vous ne buvez pas suffisamment alors qu'il fait très chaud, votre urine va devenir orangée, avec une forte odeur. Cela veut dire que vous n'êtes pas assez hydraté. À l'inverse, si votre urine est transparente, un peu claire, c'est que vous buvez suffisamment. Et chez les plus jeunes, si la couche est peu remplie, c'est qu'ils ne sont pas assez hydratés.

Mots croisés

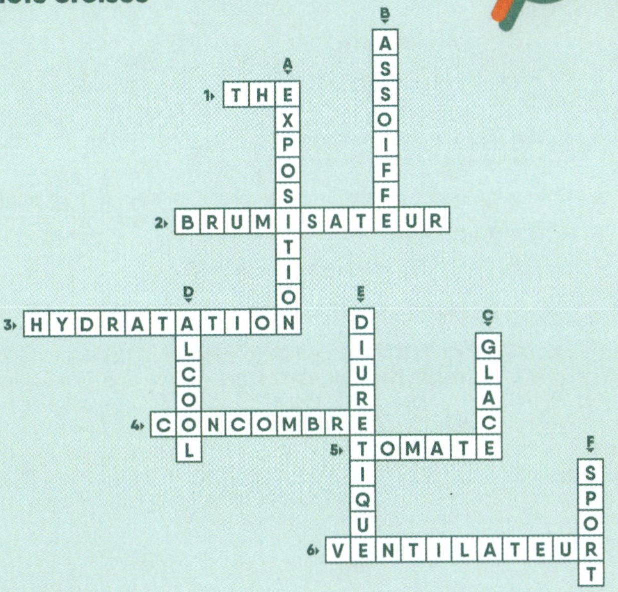

HORIZONTAL

1. Le thé, bu très chaud, de façon ponctuelle, est très utile en été. Il va nous faire transpirer, permettant ainsi d'évacuer la chaleur d'une traite. Attention toutefois, le thé ne suffit pas, il faut compenser cette perte en eau en buvant de l'eau à température ambiante par la suite.

2. Le brumisateur permet de refroidir la température corporelle en humidifiant notre peau, il est notre allié de l'été !

3. L'hydratation doit être soutenue tout au long de la journée. Et on le rappelle, la seule boisson qui permet vraiment de s'hydrater c'est l'eau. Alors pendant les vacances, on essaie de mettre de côté les boissons sucrées.

4 et 5. Tout comme le melon, la pastèque ou encore la fraise, ces fruits sont composés au minimum de 90 % d'eau.

6. Le ventilateur peut en effet assécher la gorge la nuit, mais il ne vous fera pas tomber malade. Avec un verre de thé et un peu de miel, l'irritation devrait passer. Sinon, c'est probablement que vous avez attrapé un virus et dans ce cas, n'hésitez pas à prendre rendez-vous chez votre médecin.

VERTICAL

A. La Ligue contre le cancer recommande de s'exposer raisonnablement au soleil en évitant les heures les plus chaudes (entre 11 et 16 heures) et rappelle l'importance d'appliquer de la crème solaire toutes les deux heures.

B. L'un des signes de la déshydratation est la soif. Alors, n'attendez pas d'être assoiffé pour vous abreuver, buvez plutôt tout au long de la journée.

C. Il est évidemment possible de manger de la glace en été, mais on peut noter que sa consommation augmente la température corporelle. En effet, pour décomposer ses nutriments, les processus digestifs génèrent de la chaleur.

D. L'alcool doit rester un plaisir à consommer avec modération, c'est maximum 2 verres par jour, et pas tous les jours.

E. Nous l'avons dit plus haut, l'alcool est diurétique, tout comme le café ou même le thé. Il faut donc consommer ces boissons de façon ponctuelle et boire davantage d'eau pour combler cette perte.

F. Le sport peut être pratiqué en été à des horaires raisonnables, tôt le matin ou plus tard le soir. Attention à bien vous hydrater, en buvant bien sûr mais aussi en vous aspergeant d'eau pour humidier votre peau.

Étape par étape

1. Pencher la tête en avant
2. Se moucher le nez pour évacuer les caillots
3. Pincer fort son nez avec son pouce et son index pendant 10 minutes
4. Si le saignement persiste recommencez en suçant un glaçon
5. Aller aux urgences
6. Se faire poser des mèches hémostatiques

Bien que ce soit contre-intuitif, il ne faut jamais pencher la tête en arrière quand on saigne du nez. Sinon, le sang s'écoule en arrière et s'accumule dans l'estomac. Le sang n'étant pas digeste, cela vous fera vomir. À l'inverse donc, penchez votre tête en avant, mouchez-vous et pincez fort votre nez pendant 10 minutes. Si le saignement persiste, recommencez en suçant un glaçon, le froid pouvant entraîner une vasoconstriction des vaisseaux sanguins; cela peut aider à stopper le saignement. Si le saignement persiste, direction les urgences où on vous posera des mèches hémostatiques dans les fosses nasales.

PAGES 36-37

Labyrinthe

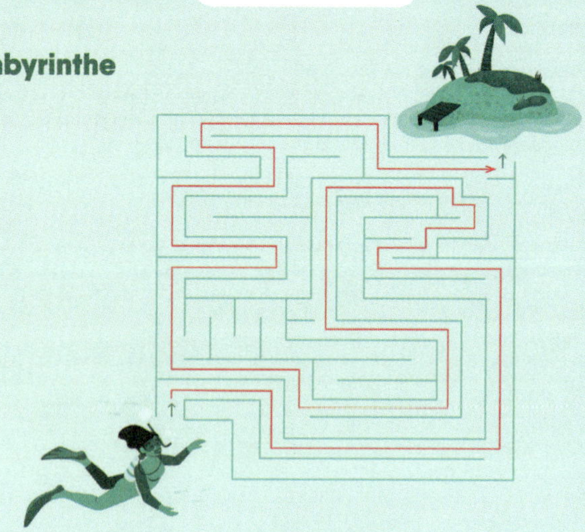

Par où passe l'air dans notre corps ?

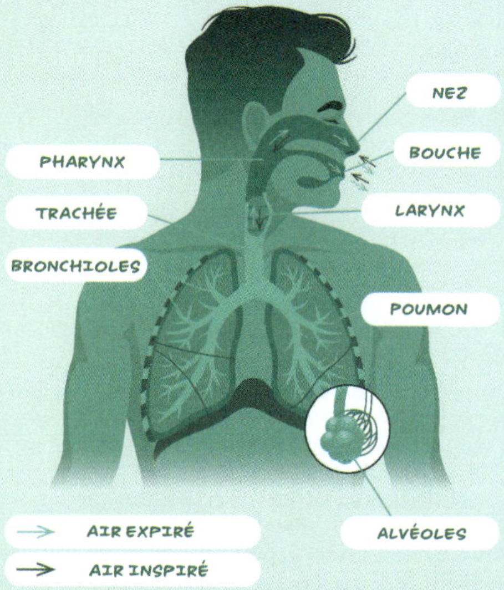

Affirmations erronées

1. ~~"La natation est déconseillée chez les femmes ménopausées."~~

FAUX : Au contraire, la natation permet de préserver, voire d'améliorer, la santé des os chez les femmes en préménopause ou en ménopause.

2. "Nager permet de limiter les risques de maladies cardio-vasculaires."

VRAI : La natation permet de limiter les risques de maladies cardio-vasculaires. En faisant des longueurs, on fait travailler son cœur mais aussi son appareil respiratoire, puisque sous l'eau, on apprend à respirer différemment. Les différents mouvements favorisent ainsi la circulation sanguine.

3. "Ce sport apaise les douleurs liées à l'arthrite et à l'arthrose et renforce les articulations."

VRAI : La pratique d'une activité aquatique apaise les douleurs dues à l'arthrite et à l'arthrose et permet aussi de renforcer les articulations.

4. ~~"La natation peut être pratiquée jusqu'à 75 ans maximum, sinon il provoque des douleurs au dos."~~

FAUX : Il n'y a pas d'âge maximal pour faire de la natation. Quand on est dans l'eau on travaille en apesanteur. Donc quand on nage, on ne ressent aucun impact sur les articulations et sur le dos. C'est ce qui fait que ce sport peut être pratiqué à n'importe quel âge, en fonction bien sûr des capacités physiques de chacun.

5. ~~"Il ne faut pas faire de natation quand on est asthmatique."~~

FAUX : La natation est favorable d'un point de vue respiratoire. D'autant que l'asthme se caractérise par une bronchoconstriction, c'est-à-dire que les bronches se resserrent, impliquant ainsi des difficultés respiratoires. Or réaliser une activité physique, comme la natation, provoque une bronchodilatation, il n'y a donc pas de contre-indication.

6. "Faire de la natation peut avoir un impact positif sur la santé mentale."

VRAI : Quand on pratique une activité physique, notre cerveau produit des endorphines, aussi appelées hormones du bonheur. Cela permet ainsi de diminuer son stress.

7. "La natation est un sport complet qui permet de muscler de nombreuses parties du corps."

VRAI : Ce sport est très complet et sollicite tous les muscles du corps. Cela notamment grâce à la pression qui s'exerce dans l'eau.

Quand peut-on se baigner en mer ?

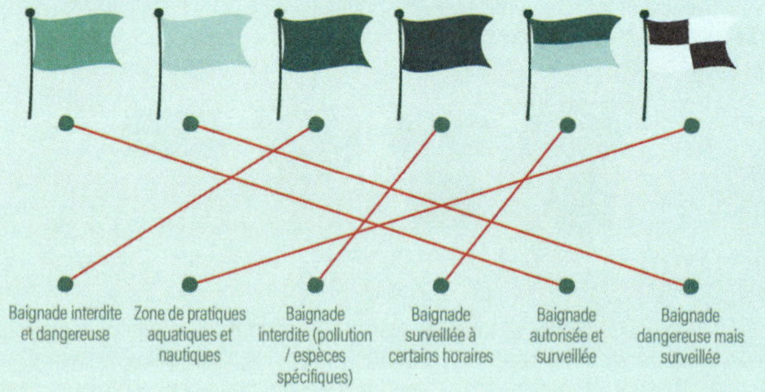

PAGES 38-39

Phrases à choix multiples

• La peau est **un organe**/~~un système~~.
C'est une des soixante-dix-huit parties de l'organisme qu'on appelle organes et qui occupent une ou des fonctions particulières, comme le cerveau, le foie ou le cœur. Les systèmes regroupent plusieurs organes, comme le système digestif ou le système nerveux.

• La surface totale de la peau d'un humain adulte oscille entre ~~0,4 et 0,8 mètre carré~~/**1,5 à 2 mètres carrés**.
Elle peut mesurer de 0, 5 à 5 millimètres d'épaisseur suivant les zones et peser de 2 à 5 kilos suivant les personnes.

•La peau est un **régulateur thermique**/~~stimulateur d'énergie~~ hors pair. Lorsqu'il fait trop froid, la peau limite la circulation de sang dans le derme et freine les déperditions caloriques. En revanche, s'il fait trop chaud, les glandes sudoripares, présentes par milliers – chaque centimètre carré du derme en comprend près d'une centaine –, refroidissent l'organisme en produisant la sueur qui s'échappe des pores de notre peau et s'évapore.

• La peau synthétise ~~la vitamine C~~/**la vitamine D**.
Sous l'influence des ultraviolets B ou UVB, la peau synthétise la vitamine D, substance qui permet au système digestif d'assimiler le calcium apporté par l'alimentation.

• La peau joue un rôle essentiel **dans la protection contre les agressions extérieures**/~~dans la production de calcium~~.
Grâce, entre autres, aux cellules de Langerhans, qui représentent 3 à 8 % des cellules de la peau ou épidermiques. Issues de la moelle osseuse, elles détectent les agresseurs, les poussent vers les ganglions lymphatiques et les remettent aux lymphocytes, les cellules de notre système immunitaire, qui les neutralisent ou les éliminent.

• **Le sommeil**/~~le soleil~~ participe au processus de cicatrisation et de réparation cellulaire.
C'est durant le sommeil lent que se produit le pic de réparation de la couche superficielle de la peau qu'on appelle l'épiderme, vers 1 heure du matin précisément. Quant au soleil, il permet de synthétiser la vitamine D, mais il faut impérativement s'en protéger avec des vêtements adaptés, une protection solaire à indice élevé toute l'année et un chapeau ou une casquette l'été pour éviter les cancers de la peau ou mélanomes.

• ~~Le psoriasis~~/**le vitiligo** – aussi appelé leucodermie ou achromie – est une maladie chronique de l'épiderme, qui se caractérise par des taches blanches (leucodermie) sur la peau et parfois par une dépigmentation des poils (leucotrichie).
Cette maladie auto-immune survient lorsque les mélanocytes, les cellules qui pigmentent notre peau et nos poils, meurent ou ne fonctionnent plus normalement. Elle évolue par poussées, sous l'influence du stress, de l'anxiété, d'un choc psychologique ou de frottements. Les taches, de taille, d'aspect et de localisation variables, sont plus ou moins évolutives et plus ou moins généralisées. Quant au psoriasis, il survient lorsque l'organisme produit trop de cellules cutanées, formant des plaques rouges ou des écailles douloureuses. Ces deux pathologies sont bénignes mais socialement très handicapantes pour les personnes qui en souffrent.

• Pour préserver le microbiote cutané, il est conseillé ~~de prendre une douche tous les jours~~/**de ne pas prendre de douche tous les jours**.
La peau présente une flore particulière, comme la flore digestive : le microbiote cutané. Prendre soin de ce microbiote passe par ne pas agresser inutilement les bonnes bactéries présentes sur la peau et censées la défendre contre les infections. Il est donc important de préserver ce microbiote en ne prenant pas une douche tous les jours. Se décaper la peau quotidiennement est une mauvaise idée car, sauf situation particulière, nous ne sommes pas sales. Se laver les parties génitales, les aisselles et le visage est amplement suffisant, de même que se rincer à l'eau sans pour autant se frotter avec du savon.

Anagrammes : ils ont donné leurs noms

Réponse : **PACINI**
Filippo Pacini (1812-1883) était un anatomiste italien, devenu célèbre après sa mort pour avoir isolé le bacille du choléra en 1854. En 1831, il a découvert de petits organes sensoriels dans le système nerveux capables de détecter la pression et les vibrations, qu'il a présentés pour la première fois en 1835 à la Società medico-fisica de Florence. Ces corpuscules ont depuis été nommés les corpuscules de Pacini.

Réponse : **LANGERHANS**
Paul Langerhans (1847-1888) était un médecin allemand, pathologiste, physiologiste et biologiste. En 1868, Langerhans a observé des cellules dotées de nombreux prolongements dans la peau humaine. Il les a appelées les nerfs de la peau ou cellules dendritiques.

Réponse : **MEISSNER**
Georg Meissner (1829-1905) était un anatomiste et physiologiste allemand. Son nom est associé aux corpuscules de Meissner, qui sont des mécanorécepteurs responsables de la sensibilité au toucher léger, décrits pour la première fois en 1852.

Réponse : **RUFFINI**
Angelo Ruffini (1864–1929) était un histologiste et embryologiste italien. Il a étudié la médecine à l'université de Bologne, où il a enseigné l'histologie à partir de 1894. Ruffini est célèbre pour avoir décrit les petites terminaisons nerveuses encapsulées, ou mécanorécepteurs, qui sont maintenant connues sous le nom de corpuscules de Ruffini.

Schéma à compléter

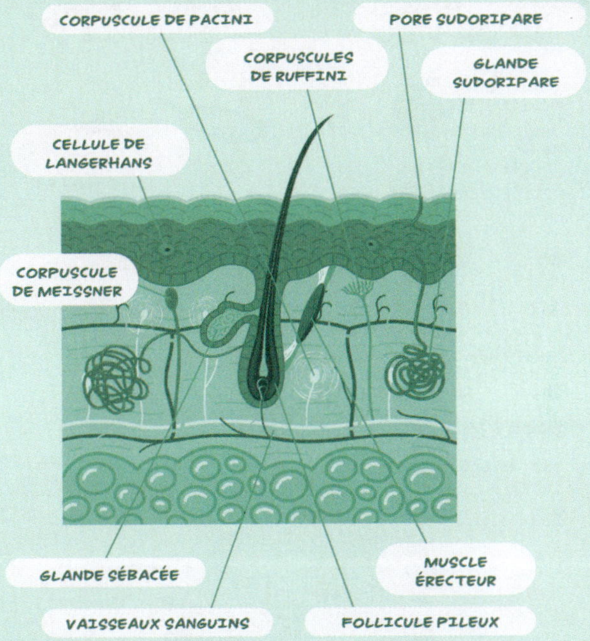

Comment dit-on...

1./D. 2./E. 3./A. 4./B. 5./C.

Classez du plus clair au plus foncé

3 Une peau claire mate et des cheveux et yeux bruns ou noirs. Les coups de soleil sont rares. La peau bronze bien, d'un brun foncé.

6 Une peau très foncée, des cheveux et des yeux noirs. Les coups de soleil sont très exceptionnels.

2 Une peau claire, des cheveux blond roux à châtains et des yeux clairs à bruns avec parfois des taches de rousseur. Les coups de soleil sont fréquents, la peau bronze à peine ou très lentement.

5 Une peau mate, des cheveux et des yeux noirs. Les coups de soleil sont rares, la peau bronze beaucoup.

1 Une peau très blanche, des cheveux blonds ou roux et des yeux bleu-vert avec souvent des taches de rousseur ou éphélides. Les coups de soleil sont systématiques, la peau ne bronze jamais et rougit toujours.

4 Une peau intermédiaire, des cheveux châtains à bruns et des yeux bruns. Les coups de soleil sont occasionnels et la peau bronze, d'un hâle brun clair.

PAGES 40-41

Bon gras ou mauvais gras ?

1. BG 2. MG 3. BG 4. MG 5. MG 6. MG 7. BG 8. MG 9. MG 10. BG

Dans le bon ordre

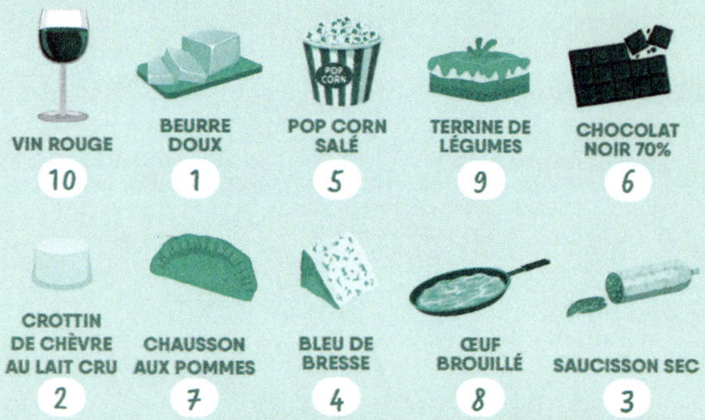

VIN ROUGE 10
BEURRE DOUX 1
POP CORN SALÉ 5
TERRINE DE LÉGUMES 9
CHOCOLAT NOIR 70% 6
CROTTIN DE CHÈVRE AU LAIT CRU 2
CHAUSSON AUX POMMES 7
BLEU DE BRESSE 4
ŒUF BROUILLÉ 8
SAUCISSON SEC 3

Réponse : beurre doux (82,9 %) – crottin de chèvre au lait cru (32,6 %) – saucisson sec (32,3 %) – Bleu de Bresse (30,5 %) – pop-corn salé (23,8 %) – chocolat blanc (20 %) – chausson aux pommes (18,7 %) –œuf brouillé (11 %) – terrine de légumes (9,5 %) – jus d'orange (0 %).

Trouvez l'intrus

Réponse : **Image 2.**

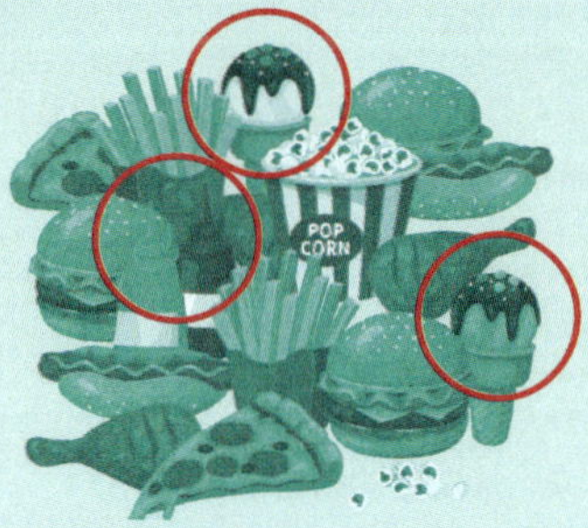

Mots croisés

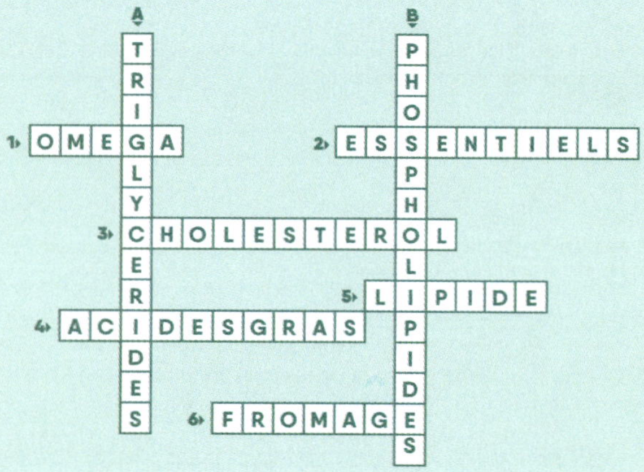

PAGES 42-43

Devinette

Eh oui, il s'agissait du CITRON ! Chaque année la Fête du citron® est célébrée à Menton. Mais au-delà de sa couleur flamboyante, le citron est aussi un dégraissant naturel. Alors pour dégraisser votre gril plus facilement, je vous conseille de couper un citron en deux, de le frotter sur le gril, puis de le rincer avec une éponge et de l'eau.

Vrai ou faux ?

1. FAUX : Les flammes sont les ennemis du barbecue. Ce sont elles qui créent, avec le charbon, des substances d'hydrocarbure cancérigènes (notamment des hydrocarbures aromatiques polycycliques et des amines hétérocycliques aromatiques). Or, si l'on fait des barbecues répétés, cela augmente le risque de cancer, notamment du côlon.

2. VRAI : Une marinade enrichie en extraits aqueux d'olive et de raisin, reconnus pour leur richesse en antioxydants, s'avère efficace dans la réduction du risque de cancer du côlon, selon une étude de l'Institut national de recherche pour l'agriculture, l'alimentation et l'environnement (INRAE).

3. VRAI : La cuisson indirecte consiste à mettre les braises d'un seul côté du barbecue et à faire cuire la viande de l'autre côté. Cela permet ainsi d'éviter la surcuisson et donc les composés cancérigènes. Il est aussi possible de mettre le charbon au centre et d'étaler la viande autour.

4. FAUX : Les barbecues avec couvercle permettent de supprimer l'oxygène et ainsi d'empêcher les appels de flamme. Cela évitera donc de carboniser les aliments.

5. VRAI : Grâce à la cuisson verticale, la graisse des aliments s'écoule vers le bas. Il n'y a donc aucun contact entre la graisse et les braises, ce qui évite la création de flammes et donc la formation de composés cancérigènes.

6.FAUX : Il est vrai que la cuisson à la plancha ne brûle pas les aliments, contrairement au barbecue. Mais quand on cuit des aliments sur une plancha, ils caramélisent. Ce qui crée des produits de glycation avancée. Or, ces produits augmentent notamment le vieillissement des cellules.

Mots mêlés

S	E	M	U	G	E	L	B	X	Y	Q	E
B	U	N	R	U	E	L	A	H	C	N	D
O	T	O	R	E	I	B	R	L	K	Y	N
E	E	S	C	T	H	D	B	B	S	Z	A
U	T	S	H	E	G	B	E	R	G	A	I
F	O	I	A	L	Z	M	C	A	R	H	V
P	L	O	R	U	G	X	U	I	I	C	C
R	L	P	B	O	C	Y	E	S	L	N	J
W	I	K	O	P	N	I	M	E	L	A	I
S	P	H	N	F	C	D	S	V	A	L	J
Y	A	X	M	S	E	N	K	S	D	P	C
H	P	F	L	A	M	M	E	S	E	J	G

Puzzle chiffres

Si vous voulez vous régaler avec un bon barbecue, il sera nécessaire d'allumer le feu **45** minutes à une heure à l'avance, le temps d'obtenir des braises suffisamment incandescentes.
Il est conseillé de ne pas dépasser une température de cuisson de **220**°C, ce qui revient en général à placer le gril à au moins **10** cm des braises. Vous pouvez ainsi déposer le charbon au centre puis la viande autour pour avoir une viande moins toxique car moins brûlée.

Faites-vous plaisir en été mais toutefois, pensez à ne pas trop consommer de viande. Il est recommandé de manger **500** grammes de viande rouge par semaine. Et si vous êtes un grand amateur de barbecue à charbon de bois, privilégiez l'usage de charbon de bois épuré (> **85**% de carbone ou de catégorie A) plutôt que de charbon de bois ordinaire.

PAGES 44-45

Devinette

Réponse : **Le muscle stapédien**.

Mots en morceaux

Réponse : **MYOLOGIE – SARCOPÉNIE – MUSCLE – VISCÉRAL – PROTÉINES – MYOCITES – CONTRACTILES – ÉLASTIQUES – ACTINE – MYOSINE**

Bras ou jambes ?

MEMBRES INFÉRIEURS	MEMBRES SUPÉRIEURS
ADDUCTEURS	BICEPS
ILIO-PSOAS	DELTOÏDE
PLANTAIRE	SUBCLAVIER
QUADRICEPS	TRAPÈZE
TIBIAL POSTÉRIEUR	TRICEPS

Affirmations erronées

1. FAUX : Les muscles représentent 40 % de la masse corporelle.

4. FAUX : Au contraire : dès 30 ans, nous perdons en moyenne 1 % de notre masse musculaire par an. C'est ce qu'on appelle la sarcopénie. Ce processus s'accélère entre 50 et 60 ans pour toucher entre 30 et 50 % des personnes âgées de 80 ans. Mais l'âge n'est pas le seul facteur de risque de sarcopénie. Un apport insuffisant en protéines, une pathologie chronique ou l'inactivité sont aussi des facteurs aggravants bien identifiés. L'exercice physique et une alimentation suffisamment riche en protéines peuvent ralentir le phénomène.

5. FAUX : Le périnée, qui n'est pas un muscle mais un ensemble de muscles formant une sorte de hamac entre le pubis et l'anus, soutient tous les organes de ce qu'on appelle le petit bassin : utérus, vessie et rectum chez l'homme comme chez la femme. Un périnée défaillant est synonyme d'incontinence urinaire, fécale voire de prolapsus génitaux. Les hommes comme les femmes doivent donc en prendre soin.

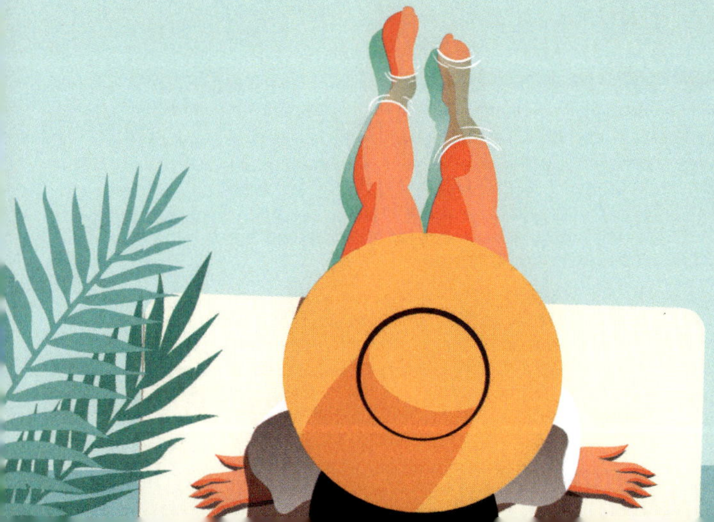

Trouvez l'intrus

1. **Élévateur de la scapula**, qui est un muscle de la nuque.
2. **Abducteur de l'hallux**, qui est un muscle du pied.
3. **Muscle poplité**, qui est un muscle du mollet.
4. **Tenseur du fascia lata**, qui est un muscle fessier.
5. **Grand zygomatique**, qui est un muscle de la face, dit « de la mimique ».
6. **Diaphragme**, qui est un muscle du thorax.
7. **Bulbo-caverneux**, qui est un muscle pelvien.
8. **Extenseur des doigts**, qui est un muscle de l'avant-bras.

PAGES 46-47

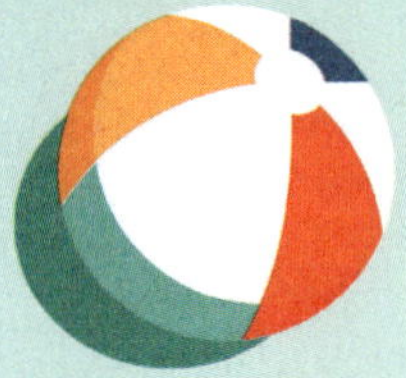

Charade

Réponse : **Régime méditerranéen**
(Ré-J-Mai-Dit-Terre-Âne-Et un !)

Complétez le schéma

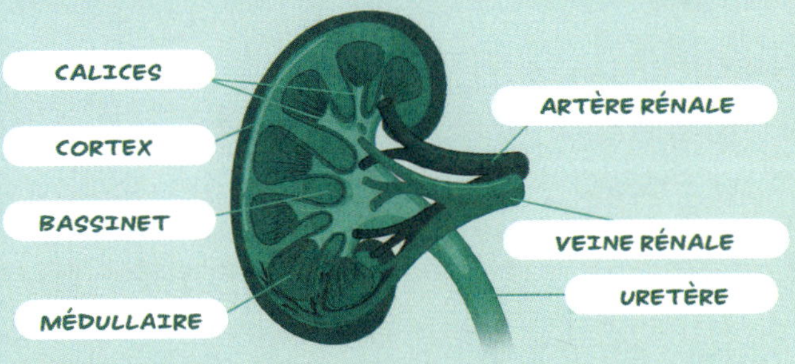

Texte à trous

Les reins filtrent le **sang** et ses impuretés, grâce à un réseau extraordinaire de **vaisseaux** sanguins qui, mis bout à bout, représentent plus de... 100 000 **kilomètres** d'artères et de veines ! Ils vont faire le tri entre les **minéraux** utiles à notre bonne santé et en assurent le bon équilibre, l'excédent étant éliminé dans les **urines**. Organes intelligents, ils garantissent **l'équilibre hydrique** du corps en maintenant la quantité d'eau qui lui est nécessaire. Les reins sont aussi connectés à notre **peau** en activant la vitamine D synthétisée notamment grâce aux rayons du **soleil**. Ils synthétisent également des hormones comme l'**EPO**, bien connue de certains cyclistes amateurs de dopage, ce qui entraîne une augmentation du nombre de **globules** rouges. Enfin, ils permettent de réguler aussi notre tension artérielle grâce à la synthèse d'une hormone qu'on appelle la **rénine**.

À chacun sa définition

RÉNINE : enzyme importante pour la régulation de la pression sanguine.

ÉRYTHROPOÏÉTINE : hormone qui agit sur la moelle osseuse afin de produire des globules rouges en quantité suffisante pour véhiculer l'oxygène dans l'organisme.

CALCITRIOL : hormone qui régule le métabolisme du calcium et du phosphore dans l'organisme.

VITAMINE D : vitamine qui régule le métabolisme du calcium et du phosphore dans l'organisme.

Vrai ou faux ?

1. VRAI : Les deux reins ont bien les mêmes mensurations et pèsent le même poids, environ 150 g, bien que ces mesures soient très variables d'un individu à l'autre.

2. FAUX : Les prémices des reins apparaissent au 3ᵉ mois in utero sous le nom de mésonéphros. Puis ils se développent, au 4ᵉ mois, sous le nom de métanéphros. Et ce n'est qu'au 6ᵉ mois qu'existent les deux reins complets.

3. VRAI : Ce décalage est dû à la pression du foie placé au-dessus du rein droit.

4. FAUX : C'est le sel, le pire ennemi de nos reins. Le corps n'a besoin que de 5 g de sel par jour. Les excès répétés sont générateurs d'hypertension, l'une des causes majeures de dégradation progressive des reins.

5. VRAI : Les deux glandes surrénales, situées juste au-dessus des reins, permettent la sécrétion d'hormones, d'enzymes et de vitamines indispensables à une vie en bonne santé.

6. FAUX : 5 % de la population mondiale vit avec un seul rein. Il est tout à fait possible de vivre avec un seul des deux reins ; mais dans ce cas il s'agit le plus souvent du rein droit, mieux vascularisé.

7. VRAI : Les reins filtrent 180 litres de sang par jour.

8. VRAI : Le rein y est considéré, selon l'art divinatoire tiré de l'examen hiéroscopique des reins d'un animal sacrifié, comme le siège de la sagesse, de l'intelligence et des émotions.

PAGES 48-49

Quiz

1. c. 2. c. 3. c. 4. c. 5. b. 6. c. 7. c. 8. b.

Texte à trous

Les **fibres** alimentaires sont les composants d'un aliment **végétal** qui ne peut pas être totalement digéré par l'organisme. Les fibres sont en réalité des **glucides**, donc des sucres, d'origine végétale. Nous trouvons ces fibres dans les **fruits**, les **légumes**, mais aussi dans certains féculents **complets** ou **semi-complets**. Elles contribuent par exemple à diminuer le mauvais **cholestérol**, donc à prévenir les maladies **cardio-vasculaires**, favorisent un bon **transit** et permettent de protéger la muqueuse intestinale.

Dans le bon ordre

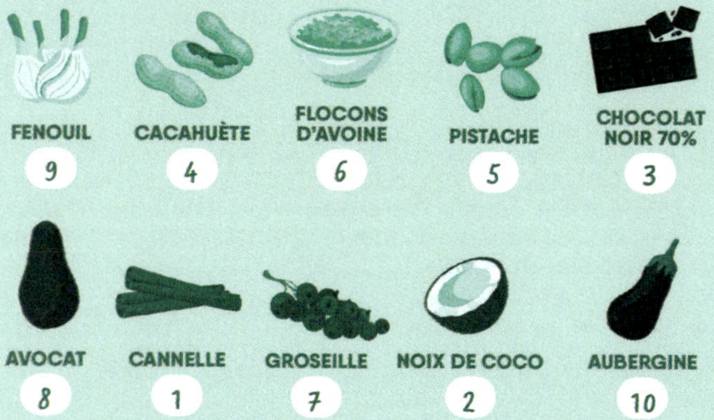

Charade

Réponse : **prébiotique**. (Pré - bio - tique)
C'est le nom savant donné aux fibres solubles, parce qu'ils servent de carburant au microbiote.

Comment dit-on...

1/D 2./E 3/F. 4/A. 5/B. 6/C.

Jeu des 7 erreurs

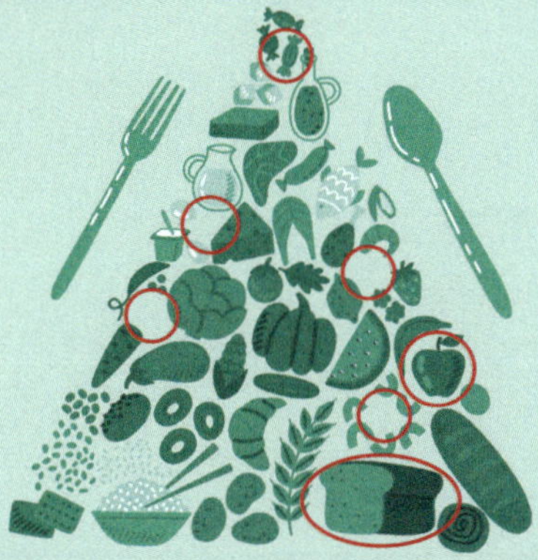

Mots en morceaux

INTES-TIN : **INTESTIN**
AMI-DON : **AMIDON**
SOLU-BLES : **SOLUBLES**
GLU-CIDES : **GLUCIDES**
TRAN-SIT : **TRANSIT**
MICRO-BIOTE : **MICROBIOTE**

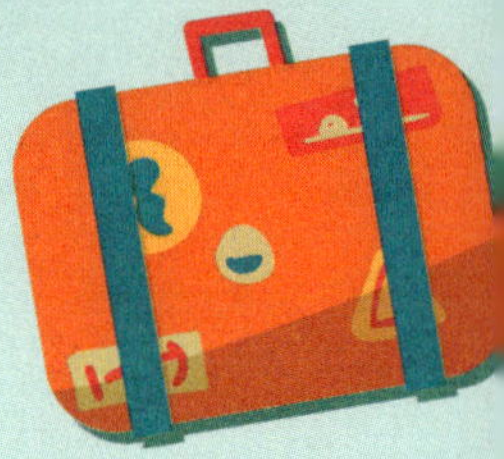

PAGES 50-51

Rébus

Réponse : **Les calories ne se valent pas.**

(Lait – K – l'eau – Riz – Nœud – CE – Val – Pas)

Texte à trous

La calorie (ou kilocalorie) est l'unité de **mesure** de la valeur énergétique des aliments. Elle fournit l'**énergie** nécessaire aux fonctions vitales de notre **corps** : la respiration, la digestion, la circulation sanguine, la régulation de la température corporelle... Les calories proviennent des macronutriments que nous consommons : les **glucides**, les **lipides** et les **protéines**. La quantité de calories nécessaire chaque jour – **apport quotidien énergétique** – à un adulte dépend du sexe, de l'âge, de la taille, du poids ou du niveau d'activité physique. Toutes les calories ne sont pas **égales** sur le plan **nutritionnel** : les calories provenant des fruits, des légumes et des céréales complètes apportent des **nutriments** essentiels à notre corps, tandis que les calories provenant d'aliments **transformés** riches en sucres ajoutés et en graisses **saturées** ont peu de valeur nutritionnelle.

Quiz

1. c. 2. a. 3. c. 4. b. 5. b.

Affirmations erronées

2. C'est **VRAI**. Lorsque vous consommez 200 kilocalories d'amandes par exemple, ces dernières procureraient 20 % de calories en moins à votre organisme, c'est-à-dire 160 kilocalories uniquement. En d'autres termes, vous mangez 200 kilocalories, vous en absorbez 160. Pourquoi ? Car notre mastication serait insuffisante pour absorber toutes les matières grasses, donc toutes les calories. Une partie des calories de ces amandes est donc rejetée.

4. C'est **VRAI**. Certains d'entre nous vont ainsi prendre du poids en consommant 2 000 kilocalories par jour quand d'autres vont en perdre... Nous ne sommes pas tous égaux devant les calories, à cause de nos différences de métabolisme, d'activités physiques, de style de vie.

Devinette

Réponse : **L'ail.**

L'ail est parfois conseillé pour ses vertus régulatrices sur le système cardio-vasculaire et le cholestérol, son action antibactérienne et antioxydante, son action préventive contre les cancers du côlon ou du foie, ou encore contre les pellicules. Mais prendre des compléments alimentaires à base d'ail peut surtout favoriser les saignements. À éviter avant toute intervention chirurgicale ou un rendez-vous chez le dentiste.

Mots cachés

P	B	F	K	H	E	U	Q	I	M	I	H	C	N
X	K	S	V	I	T	A	M	I	N	E	S	J	H
D	S	O	D	D	W	B	D	C	P	L	K	E	Y
N	G	I	I	X	F	A	O	N	B	F	M	N	N
T	S	S	O	T	A	M	P	O	U	L	E	Z	U
M	J	I	E	G	I	A	I	T	P	R	I	T	T
I	I	S	W	T	S	E	L	U	L	E	G	K	R
N	P	U	L	S	N	X	G	D	C	O	U	P	I
E	B	D	O	E	O	A	B	J	M	F	I	N	T
R	F	T	C	M	E	Q	L	Q	G	T	Y	S	I
A	V	B	S	E	B	L	N	P	D	A	K	J	O
U	K	O	A	L	E	C	N	E	R	A	C	V	N
X	O	L	I	G	O	E	L	E	M	E	N	T	T
L	M	E	L	A	T	O	N	I	N	E	A	H	B

Vrai ou faux ?

1. FAUX : Les substances constituant les compléments alimentaires n'exercent pas d'action thérapeutique

2. FAUX : L'ANSES alerte chaque année sur le fait de ne jamais se supplémenter sans avis médical, notamment pour les personnes qui suivent déjà un traitement.

3. FAUX : L'excès de vitamine C peut provoquer des nausées et des troubles digestifs. Une alimentation riche en fruits et légumes suffit pour ne pas être carencé.

4. VRAI : La particularité de cette vitamine D, qui intervient dans le renforcement des os et des muscles, la stimulation des défenses immunitaires ou la minéralisation des dents, est d'être synthétisée uniquement par la peau grâce aux UV. Ainsi, dans les pays à faible ensoleillement, comme la France en hiver, la population, faiblement exposée aux UV, est en carence de vitamine D. On peut y suppléer après avis médical.

5. VRAI : Cette hormone, produite par le cerveau, participe à la régulation des rythmes circadiens. En complément alimentaire, elle peut aider à lutter contre le décalage horaire mais aussi contre la prise de somnifères et les troubles primaires du sommeil.

6. FAUX : Les remèdes miracles anti-« gueule de bois » à base de fruits, de vitamine C, de plantes et de magnésium, entre autres, qui visent à « soutenir votre foie » ou « détoxifier vos reins » n'ont jamais fait preuve d'aucune efficacité. Pour ne pas souffrir de l'abus d'alcool, contrôlez votre consommation.

7. VRAI : La sardine appartient à la famille des poissons gras contenant des oméga-3 de type EPA – acide eicosapentaénoïque –, indispensables au développement et au fonctionnement du cerveau ainsi que de la rétine, et des oméga-3 de type DHA – acide docosahexaénoïque –, qui nous protègent des maladies cardio-vasculaires. Ainsi, manger de la sardine plusieurs fois par semaine vaut tous les compléments alimentaires du monde !

8. VRAI : Ces plantes ont démontré, depuis l'Antiquité, leurs vertus apaisantes. Elles sont à consommer sans modération car ce sont des produits naturels sans danger pour la santé.

6. C'est **VRAI**. Si vous consommez plus de nourriture que vous n'en avez besoin (calories ingérées), l'excès de calories se transforme en poids supplémentaire. En revanche, si vous brûlez plus de calories que vous n'en consommez (calories out), vous brûlez les graisses corporelles stockées comme source d'énergie et vous perdez du poids. Pour autant, compter les calories ou peser ses aliments ne sert à rien et risque de vous faire faire n'importe quoi, puisque toutes les calories ne se valent pas. Privilégiez plutôt un rééquilibrage alimentaire.

Points à relier

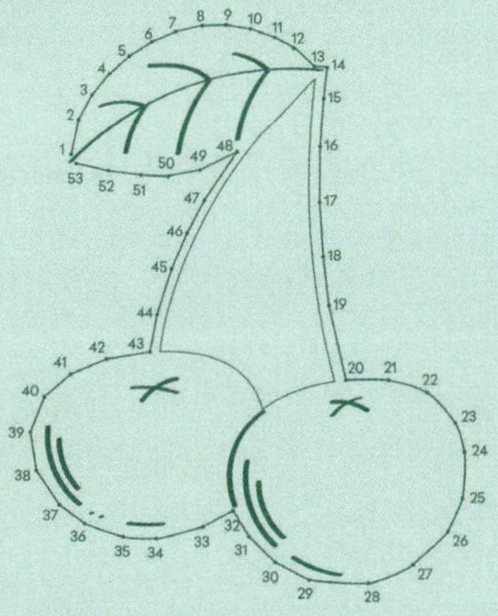

Un peu d'histoire : qui suis-je ?

Réponse : **Nicolas Clément.**

PAGES 52-53

Texte à trous

Les compléments **alimentaires** sont des denrées dont le but est de compléter un **régime** alimentaire normal. Ils peuvent contenir des **vitamines**, des minéraux, des plantes, des substances **chimiques**, des ingrédients traditionnels, des additifs, des arômes dont l'emploi est autorisé en alimentation humaine. Ils ne constituent en aucun cas une alternative aux **médicaments** prescrits par un médecin. Ils n'ont pas vocation à prévenir ou guérir une **maladie**.

Les **déficits** et **carences** en nutriments sont rares dans la population générale. Un régime alimentaire **adapté et varié** apporte à un être humain tous les nutriments nécessaires à son bon développement et à son maintien en bon état de **santé**.

Message codé

Réponse : **« L'aliment avant le complément. »**

Codage inversé des lettres en chiffres : A= 26, B = 25, etc.

PAGES 54-55

Complétez le schéma

9	Lobe supérieur	10	Bronches souches
2	Nez	13	Bronches
1	Sinus frontal	8	Bronchioles
5	Larynx	4	Pharynx
11	Lobe moyen	14	Diaphragme
6	Trachée	7	Anneau cartilagineux
3	Bouche	12	Lobe inférieur

Trouvez l'intrus

Réponse : **DIGESTION ET TRANSPIRATION** sont les deux intrus qui n'entrent pas en jeu dans la respiration.
La digestion est la transformation mécanique et chimique des aliments dans l'organisme, et la transpiration l'élimination de la sueur par les glandes sudoripares.
En revanche, la ventilation est le processus par lequel l'air ambiant pénètre dans les poumons lors de l'inspiration. La diffusion est celui par lequel l'oxygène inhalé passe des alvéoles au sang des capillaires, et la perfusion celui par lequel le sang oxygéné est ensuite distribué dans tout l'organisme.

Mots cachés

D	M	Y	R	Z	I	C	J	K	E	I	C	O
E	V	E	L	Z	E	N	E	G	Y	X	O	I
D	X	E	T	T	H	O	R	A	X	P	L	N
V	I	P	N	A	V	R	O	Z	W	H	B	S
A	Q	A	I	T	B	S	D	A	F	K	N	P
L	E	A	P	R	I	O	K	G	V	O	O	I
V	I	G	C	H	A	L	L	Z	V	I	D	R
E	S	R	Q	I	R	T	A	I	W	N	S	A
O	E	T	I	I	Z	A	I	T	S	L	J	T
L	D	J	J	A	L	G	G	O	I	M	S	I
E	G	A	R	N	E	A	L	M	N	O	E	O
H	L	F	Z	O	C	Y	U	X	E	V	N	N
G	B	R	O	N	C	H	E	D	D	Q	V	M

Texte à trous

La **respiration** est un processus essentiel qui permet à notre corps d'absorber de **l'oxygène** et d'éliminer le **dioxyde de carbone**. L'air, chargé d'oxygène et de dioxyde de carbone, entre par la **bouche** ou le **nez** lors de l'inspiration. Il pénètre ensuite dans le pharynx, puis le **larynx** et la **trachée**. Arrivé dans les poumons, l'air passe par les **bronches**, les bronchioles et termine sa course dans les **alvéoles** pulmonaires où les échanges entre l'air et le sang ont lieu. L'oxygène traverse rapidement cette barrière et pénètre dans le **sang capillaire**. En revanche, le dioxyde de carbone passe du sang vers les alvéoles et est **expiré**. Le sang **oxygéné** quitte les poumons par les **veines pulmonaires**, qui le transportent vers la partie gauche du **cœur**.

Message codé

Réponse : **Victor Hugo.**
Il faut ajouter 2 au chiffre ou au nombre correspondant à la lettre : E est la cinquième lettre de l'alphabet, et E = 7. Donc V = 24 (V est la 22e lettre, si on ajoute 2 on trouve 24), I = 11, etc.

« L'amour est une respiration céleste de l'air du paradis » est tiré des *Misérables* de Victor Hugo (1862).

Phrases à choix multiples

Le poumon est un organe intrathoracique de ~~l'appareil digestif~~/**de l'appareil respiratoire**.
Réponse : Il permet l'échange des gaz vitaux, notamment l'oxygène et le dioxyde de carbone.

Les poumons sont très fragiles. Ils sont protégés par **la cage thoracique**/~~les métatarses~~.
Réponse : Mais aussi la colonne vertébrale et la plèvre. Les métatarses sont les os du pied.

Nous avons deux poumons. Le poumon droit est divisé en ~~deux~~/**trois** lobes et le gauche en **deux**/~~trois~~ lobes.
Réponse : Le poumon droit est divisé en trois lobes et le gauche en deux, pour laisser de la place au cœur.

C'est dans **les alvéoles**/~~les veinules~~, tapissées d'une paroi très fine, que se produisent les échanges gazeux.
Réponse : Les alvéoles ont pour rôle de transmettre l'oxygène au sang et d'en extraire le dioxyde de carbone.

La surface totale destinée aux échanges gazeux dans notre corps est d'environ ~~35 m^2~~/**140 m^2**.
Réponse : 140 m^2, soit l'équivalent de la surface d'un terrain de volley...

Chez l'homme, le poumon droit pèse environ ~~450 grammes~~/**650 grammes** tandis que le poumon gauche pèse 550 grammes environ.
Réponse : Le poumon droit étant le plus gros des deux poumons, il pèse plus lourd.

Les poissons n'ont pas de poumons mais ~~des palmes~~/**des branchies** qui leur permettent de respirer sous l'eau.
Réponse : Les branchies permettent aux poissons, mais aussi aux mollusques aquatiques et aux crustacés, de capter l'oxygène dissous dans l'eau.

PAGES 56-57

Qui suis-je ?

Réponse : **le Gymnema sylvestre**
Les molécules actives présentes dans le Gymnema, appelées gymnémiques, interagissent avec les récepteurs gustatifs de la langue, les papilles gustatives, responsables de la détection des saveurs sucrées. Lorsque les gymnémiques se lient à ces récepteurs, ils les rendent temporairement insensibles au sucre. Ainsi, même si nous consommons quelque chose de sucré, notre langue ne peut pas détecter le goût sucré, rendu insipide.

Points à relier

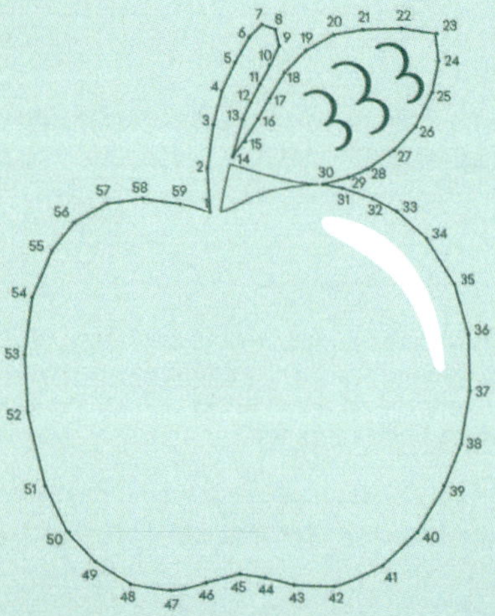

Quiz

1. c.
Ils forment, avec les lipides et les protéines, les trois grandes familles de macronutriments indispensables à notre organisme.

2. a.
Les sucres simples sont constitués soit d'une seule molécule (glucose, galactose ou fructose), soit de deux molécules (saccharose, maltose ou lactose). Ils sont rapidement transformés en énergie par l'organisme ou stockés sous forme de graisses par le foie. Les sucres complexes sont quant à eux constitués de longues chaînes de molécules, comme l'amidon ou les fibres, et sont absorbés plus lentement par l'organisme et fournissent de l'énergie sur un temps plus long.

3. a.
La salmonellose est une maladie provoquée par une bactérie, la salmonelle, responsable de gastro-entérite et de la fièvre typhoïde.

4. a.
On trouve l'amidon dans les céréales, le pain, les pommes de terre et les légumes secs.

5. c.
Attention : l'index glycémique ne représente pas du tout la quantité de glucides ingérée quand on mange une portion habituelle d'un certain aliment. Par exemple, la pastèque a un indice glycémique de 75, mais elle contient très peu de sucre. Une portion raisonnable de pastèque ne provoquera pas de forte augmentation de la glycémie.

6. b.
L'insuline en injection est utilisée comme traitement du diabète pour les diabétiques de type 1 insulino-dépendants et les diabétiques de type 2 insulino-requérants. C'est ce qu'on appelle l'insulinothérapie. Elle peut également être prescrite, dans certains cas et de façon temporaire, aux femmes atteintes de diabète gestationnel.

7. a.
L'excès chronique de sucre dans le sang est nocif pour les vaisseaux sanguins et augmente leur fragilité. Ce sucre se transforme ensuite en gras.

8. a.
Cette graisse accumulée entraîne une perte de force musculaire, et l'apparition d'affections comme le diabète de type 2 ou la cirrhose dysmétabolique, aussi appelée maladie du foie gras, ou NASH en anglais.

Jeu des 7 erreurs

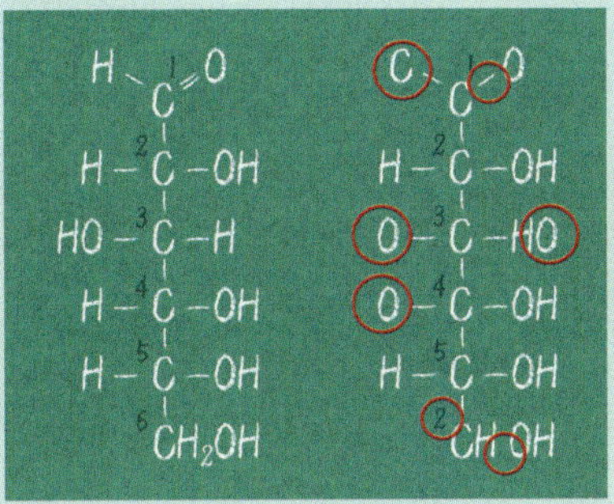

Mots en -ose…

A./4. B./6. C./5. D./3. E./7. F./1. G./2.

PAGES 58-59

Quiz

1. a., b. et c. !
Quand on pratique une activité physique régulière, on améliore sa santé cardio-vasculaire et sa condition physique tout en renforçant ses muscles. Elle est aussi bénéfique pour la santé mentale puisqu'elle libère des endorphines, les hormones du bonheur, ce qui peut aider à réduire le stress, l'anxiété et la dépression. Le sport favorise également une meilleure qualité du sommeil. Et ceci est une liste non exhaustive !

2. b.
Selon l'Organisation mondiale de la santé (OMS), les personnes ayant une activité physique insuffisante ont un risque de décès majoré de 20 % à 30 % par rapport à celles qui sont suffisamment actives.

3. b et c.
Surtout, ne vous forcez pas à atteindre ce fameux chiffre des 10 000 pas par jour. L'important est de réaliser une activité phytique régulière. Essayez d'abord d'augmenter de 1 000 pas le score que vous réalisez déjà par jour, en prenant les escaliers par exemple ou en vous arrêtant un arrêt de métro avant en vous rendant au travail. Et si vous n'aimez pas marcher, trouvez un sport qui vous correspond davantage ! Une minute de nage lente peut être convertie en 100 pas, une minute de nage papillon en 300 pas, tout comme une minute de boxe.

4. a et b.
Bien sûr, en été, ne partez pas de la maison sans votre casquette et votre bouteille d'eau, pour éviter les coups de soleil et la déshydratation. Pour ce qui est du tee-shirt, privilégiez plutôt les couleurs claires qui absorbent beaucoup moins la chaleur que le noir. Et avant de partir de chez vous, n'oubliez pas de mettre de la crème solaire !

5. b et c.
Certains sportifs s'entraînent en marche arrière notamment pour soulager les douleurs au niveau des genoux ou renforcer certains de leurs muscles des membres inférieurs. Et d'ailleurs, la marche arrière permet aussi de dépenser 30 à 40 % de calories en plus par rapport à la marche avant.

6. b.
Eh oui, il s'agit bien du Tour de France qui se déroule chaque été depuis 1903.

Mots à reconstituer

ÉCHAUFFEMENT : Avant toute séance de sport, on n'oublie pas d'échauffer ses muscles !

SOMMEIL : Avoir un sommeil de qualité avant d'aller faire une activité physique est indispensable. Le manque de sommeil diminue les performances sportives, induit davantage de crampes et augmente le nombre de blessures.

FLEXIBILITÉ : Il faut savoir être flexible quand on fait du sport, notamment vis-à-vis de ses capacités physiques et de son état de fatigue. Il faut aussi pouvoir intégrer des exercices variés pour travailler les muscles de façon équilibrée.

S'ÉCOUTER : Je ne le dirai jamais assez, mais surtout écoutez votre corps. Si vous ressentez de la fatigue ou des douleurs, ne les ignorez pas. Cela peut avoir de lourdes conséquences, comme des blessures inattendues.

HYDRATATION : Il est essentiel de bien s'hydrater quand on fait du sport, pour compenser l'eau perdue avec la transpiration.

Choisir la bonne réponse

Si vous faites du sport quand il fait chaud, vous perdrez beaucoup **d'eau**/~~de graisse~~. Ceci est lié à celle que vous allez évaporer à cause de ~~l'oxygénation~~/**la transpiration**.
Vous allez évacuer entre **0,5 et 2,5**/~~2 et 4~~ litres de sueur par heure donc il faut bien penser à vous hydrater tout au long de l'exercice. Il est recommandé de boire environ 1 ou 2 verres d'eau toutes les **15**/~~55~~ minutes, à adapter en fonction de la température et l'intensité de l'exercice. La déshydratation est associée à **un risque important de blessures**/~~une perte de poids intense~~ mais aussi à une perte des performances. Il faut savoir que 2% de déshydratation représente ~~7%~~/**20 %** de performance en moins. Alors pensez à bien vous hydrater, en buvant mais aussi en vous aspergeant de l'eau sur la tête et le corps.

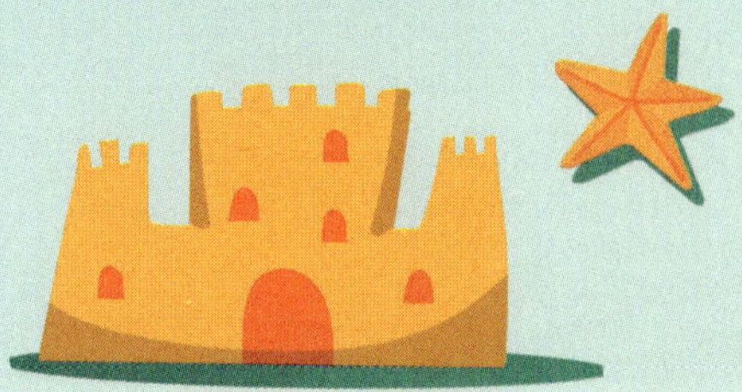

Notes

Notes

Achevé d'imprimer en avril 2024 sur les presses de Pollina, France